慢性便秘

何日も出ない、残便感でスッキリしない

ガス腹・過敏性腸症候群

便秘外来と腸の名医が教える

最高の治し方大全

文響社

はじめに

現在、日本における慢性便秘症の有病率は、報告により2～27%と大きな幅がありますが、潜在的な患者も含めると1000万人以上いると推測されています。

便秘というと、若い女性がかかるものという一般的なイメージがあるかもしれませんが、実は最も多い世代が70～80歳以上の高齢者だということはあまり知られていません。高齢になるにつれて男性の有病率が一気に増加し、80歳以上の男女はほぼ同数となります。超高齢社会を迎えた日本では、今後さらに便秘症の悩みを抱える人たちが増えていくことが予想されます。今や便秘は、「国民病」ともいえる深刻な問題となっているのです。

これまでの日本では、便秘を秘めごとのように扱い、医療業界でも長い間、「便秘は病気ではない」という誤った認識がありました。そのため、日本は欧米諸国に比べて便秘治療の後進国となってしまいました。

しかし、2017年に私も編集委員長としてかかわった、わが国で初めての『慢性便秘症診療ガイドライン』が刊行されたのを機に、便秘症治療への取り組みが本格化してきています。慢性便秘症は立派な病気であり、場合によっては命にかかわるリスクをはらんでいるという認識が共有され、治療法が見直される大きなきっかけとなったのです。こうした発想の転換を背景にして、近年、世界基準を満たした新たな治療薬も続々と登場しています。

これまで慢性便秘症に悩まされてきた人たちの中には、病院に行くことなく、我慢や自己流の対処法などで解消しようとした結果、症状をより悪化させてしまうというケースが見受けられました。そうならないためにも慢性便秘症の知識を身につけ、正しい原因と治療法を知ることが大切です。

本書では、そんな慢性便秘症に対して誰もが抱く124の疑問や不安に、日本を代表する便秘治療の専門医がわかりやすく回答します。病気の説明だけではなく、診察・検査、治療法、薬物療法、食事や運動などのセルフケア、生活習慣の改善ポイントについても詳細に解説しているので、参考にしてください。

本書を読めば、便秘症改善には何が重要か、具体的にはどのような対策を取ればいいかの理解が進むと思います。便秘症の治療は、長年悩んできた人でも決して遅くはありませんので、あなたに合った最高の便秘の治療法を見つけてください。

兵庫医科大学消化器内科主任教授　三輪洋人

解説者紹介 ※掲載順

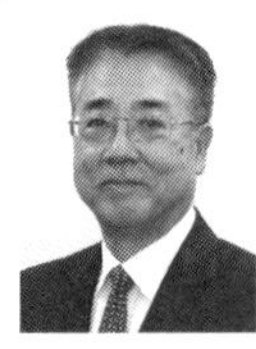

兵庫医科大学
消化器内科
主任教授

三輪洋人（みわひろと）先生

鹿児島大学医学部卒業後、ミシガン大学内科研究員、順天堂大学消化器内科講師などを経て、兵庫医科大学消化管科主任教授、同大学病院副病院長、同大学副学長を歴任し、現職。日本内科学会理事、日本消化器病学会評議員、日本消化器内視鏡学会専門医、日本神経消化器病学会理事長、慢性便秘症診療ガイドライン委員長などを務める。専門は消化器内科一般、上部消化管疾患、特に逆流性食道炎（胃食道逆流症）、機能性胃腸症、ヘリコバクターピロリ感染症の診断と治療、内視鏡による胃がんの早期診断と化学療法。

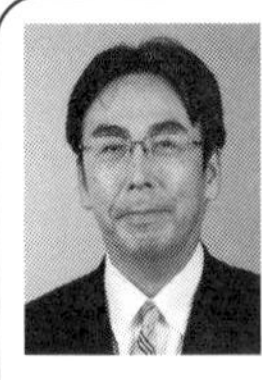

横浜市立大学
大学院医学研究科
肝胆膵消化器病学
教室主任教授

中島 淳（なかじま あつし）先生

大阪大学医学部卒業後、社会保険中央総合病院内科、茅ヶ崎市立病院内科勤務、東京大学第３内科助手、ハーバード大学医学部ブリガム＆ウィメンズ病院客員研究員、横浜市立大学第３内科講師、ハーバード大学医学部客員准教授兼務などを経て、横浜市立大学付属病院消化器内科教授、2014年より現職。日本消化器病学会NASH/NAFLD診療ガイドライン、慢性便秘症診療ガイドライン作成委員、慢性便秘の診断と治療の附置研究会幹事を務める。専門は消化管運動異常、特に慢性特発性偽性腸閉塞、難治性便秘、機能性腹部膨満症ほか。

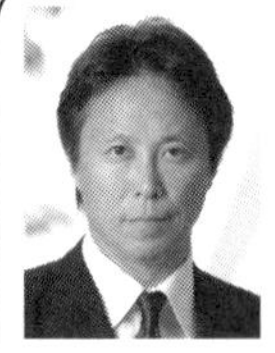

順天堂大学
医学部・大学院
医学研究科教授

小林弘幸（こばやしひろゆき）先生

順天堂大学医学部卒業後、同大学医学研究科、ロンドン大学付属英国王立小児病院外科、トリニティ大学付属医学研究センター、アイルランド国立小児病院外科を経て、順天堂大学小児外科講師・助教授を歴任し、現職。スポーツ庁参与・日本スポーツ協会公認スポーツドクターを務める。スポーツ選手、アーティスト、文化人へのパフォーマンス向上指導にかかわり、プロ野球千葉ロッテマリーンズのコンディショニング・栄養管理部門のサポートも行っている。専門は小児外科学、肝胆道疾患、便秘、ヒルシュスプルング病、泌尿生殖器疾患、外科免疫学。

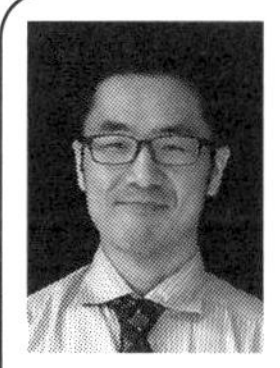

富山大学医学部
助教

三原 弘(みはら ひろし)先生

富山医科薬科大学医学科卒業後、内科学第三講座（消化器内科）入局。生理学研究所・岡崎総合バイオサイエンスセンター細胞生理研究部門に国内留学の後、富山大学医学部医学教育センター（現・医師キャリアパス医療センター）助教。急性腹症診療ガイドライン、慢性便秘症診療ガイドライン、機能性ディスペプシア診療ガイドライン（改訂）の作成委員を務める。内科学会専門医部会全人的医療ワーキンググループ委員、日本医学教育学会認定医師教育専門家。富山大学附属病院消化器内科診療講師。日本内科学会専門医部会北陸支部部会長。

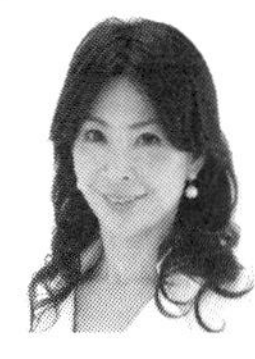

医療法人社団 順幸会
小林メディカル
クリニック東京
理事長・院長、医学博士

小林暁子(こばやしあきこ)先生

順天堂大学医学部卒業後、順天堂大学総合診療科を経て、2005年にクリニックを開業。内科、皮膚科のほか、便秘外来や女性専門外来を併設。なかでも便秘外来では15万人以上の便秘患者の治療に携わり、高い実績を上げている。2020年よりオンライン診療も開始し、かかりつけ医として全身の不調に対応する。『あさイチ』、『ごごナマ』（NHK）のテレビ出演、講演、『医者が教える最高の美肌術』（アスコム）、『女性の自律神経の乱れは「腸」で整える』（PHP研究所）、『ウイルスや菌に負けない体をつくる免疫力を上げる健美腸ルール』（講談社エディトリアル）など著書多数。

目次

第2章 慢性便秘の症状・原因についての疑問21 …… 39

第4章 慢性便秘の内服薬についての疑問15

第8章 慢性便秘の人の食事についての疑問12

第9章 発酵食品や食物繊維についての疑問 7……175

第10章 快便習慣を身につけるためのセルフケアの疑問 18……185

第1章

◇◇◇◇◇◇

慢性便秘についての基本的な疑問16

Q1 そもそも便秘とは医学的にどんな状態のことですか？

日常的に見聞きすることが多い「便秘」という言葉。誰でもなんとなく、「便秘とはなんなのか？」「どのような状態を指すのか？」は理解していると思います。ただし、医学的な便秘の定義、つまり、「何をもって便秘なのか？」については、あまり理解されていません。

そこでまず、便秘の定義を考えてみましょう。

２０１７年に、日本で初めて慢性便秘症についての指針をまとめた日本消化器病学会関連研究会「慢性便秘の診断・治療研究会」編集による『慢性便秘症診療ガイドライン』では、便秘の医学的定義を「**本来体外に排出すべき糞便（ふんべん）を十分量かつ快適に排出できない状態**」としています。

つまり、便秘とは、症状名を示すのではなく、本来は「排便回数や排便量が少ないために糞便が大腸内に滞った状態」または、「直腸内にある糞便を快適に排出できない状態」を示す「状態名」です。また、この状態が続くことを「便秘症」と考えていいと思います。

ガイドラインでは「便秘症」について、「便秘による症状が現れ、検査や治療を必要とする場合」とし、その症状として以下をあげています。

●排便回数減少によるもの（腹痛、腹部膨満感など）
●硬便によるもの（排便困難、過度の怒責〈いきみ〉など）
●便排出障害によるもの（軟便でも排便困難、過度の怒責、残便感とそのための頻回便など）

ただし、排便回数が少ないからといって、必ずしも病気とは限りません。なんらかの理由で口から摂取する食べ物の量が不十分な場合、腸内に「本来体外に排出するべき糞便」の量が少ないため、排便の回数が減ってしまうことは当然です。つまり、排便の回数や量の少なさだけでは便秘とはいえないのです。

また、排便困難感や残便感（排便を終えてもすべて出し切った感じがしないこと）を訴えたからといって、必ずしも「便秘症」ともかぎりません。残便感を訴える患者さんの中には、直腸内の糞便が少ないにもかかわらず、知覚過敏によって便意をもよおしたり、過度にいきんだり、頻繁にトイレに行ったりする人も少なからず存在することが知られています。

（三輪洋人）

Q2 慢性便秘症とはどんな病気ですか？診断するさいの基準はありますか？

『慢性便秘症診療ガイドライン』では、2016年に発表され、国際的に広く用いられているRome Ⅳ診断基準をもとに、慢性便秘症の診断基準を次ジペーの表のように示しています。

まずは表内①のA～Fの6項目のうち、2項目以上を満たしているものを「便秘症」の基準としています。

項目の内容は「硬い便」「排出困難」「残便感」「便回数が週に3回未満」に分けられます。

さらに、6ヵ月以上前から症状が継続し、①の基準を3ヵ月間満たしているものを「慢性」の基準としています。つまり、旅行中に突然なったり、体調をくずして一時的になったりという一過性の便秘は当てはまりません。

なお、この基準は、週に3回以上便が出ない人は腹部膨満感（おなかが張って苦しくなる状態）や腹痛、硬便による排便困難に悩むことが多く、排便時に4回に1回以上

慢性便秘症の診断基準

①「便秘症」の診断基準
以下の６項目のうち、２項目以上を満たす

- A 排便の4分の1超の頻度（4回に1回以上）で、強くいきむ必要がある
- B 排便の4分の1超の頻度で、兎糞状便または硬便である
- C 排便の4分の1超の頻度で、残便感を感じる
- D 排便の4分の1超の頻度で、直腸肛門の閉塞感や排便困難感がある
- E 排便の4分の1超の頻度で、用手的な排便介助が必要である（摘便・会陰部圧迫など）
- F 自発的な排便回数が、週に3回未満である

②「慢性」の診断基準
6ヵ月以上前から症状があり、最近 3ヵ月間は上記の基準を満たしていること。
（便秘型過敏性腸症候群を除外しない）

※『慢性便秘症診療ガイドライン』より改変

の頻度で排便困難感や残便感を感じる人は生活に支障が出るため、なんらかの治療を要することが多いという疫学的データに基づいています。

この基準が優れているのは、単に排便回数が少ないだけでは慢性便秘症と診断していない点です。

また、排便回数が十分であっても、排便困難感や残便感といった「便排出障害」の症状が複数あれば便秘症と診断し、便秘症に便排出障害も含まれるとしたことも、優れている点だといえるでしょう。

ただし、ここで示した定義はあくまでも研究目的での厳密なものであるため、実際の日常臨床の現場では、「本来体外に排出すべき糞便（ふんべん）を十分量かつ快適に排出できない状態」と判断して日常生活に支障が出ていれば、慢性便秘症と診断して治療に当たります。

（三輪洋人）

Q3 慢性便秘症にはどんなタイプがありますか？

慢性便秘症のタイプには大きく分けて、大腸と大腸周辺の病気による「**器質性便秘**」と、各器官の働きの問題で起こる「**機能性便秘**」の二つがあります。

器質性便秘は、大腸が狭窄（狭められる）することで便秘になる「**狭窄性**」（大腸がん、クローン病、虚血性大腸炎など）の便秘と、狭窄とは関係なく起こる「**非狭窄性**」に分類されます。さらに、非狭窄性の中で「**排便回数減少型**」（巨大結腸など）と「**排便困難型**」（直腸瘤、直腸重積、巨大直腸、小腸瘤、S状結腸瘤など）に分かれます。

機能性便秘には、原因がはっきりしない「**特発性便秘**」、代謝・内分泌疾患、神経・筋疾患、膠原病の結果起こる「**症候性便秘**」、向精神薬、抗コリン薬などの副作用による「**薬剤性便秘**」、「**便秘型過敏性腸症候群（IBS）**」などがあります。これら機能性の便秘を『慢性便秘症診療ガイドライン』では、大腸内を通過するのにかかる時間によって「**大腸通過遅延型**」と「**大腸通過正常型**」に分類。さらに、便こらえ（便意があってもこらえること）などによる直腸感覚低下、直腸や肛門機能障害の骨盤底筋協調運動障害などは「**機能性便排出障害**」に分類されることになりました。

（三輪洋人）

慢性便秘症の分類

<table>
<tr><th colspan="2">原因分類</th><th>症状分類</th><th>検査でわかる病態による分類</th><th>考えられる原因</th></tr>
<tr><td rowspan="3">器質性
何か確認できる病変がある</td><td>狭窄性
大腸が狭くなっている</td><td></td><td></td><td>大腸がん
クローン病
など</td></tr>
<tr><td rowspan="2">非狭窄性
大腸が狭くなっていない</td><td>排便回数減少型</td><td></td><td>巨大結腸
など</td></tr>
<tr><td>排便困難型</td><td>器質性便排出障害</td><td>直腸瘤
直腸重積
巨大直腸
など</td></tr>
<tr><td colspan="2" rowspan="4">機能性
排便のための機能が低下している</td><td rowspan="2">排便回数減少型</td><td>大腸通過遅延型</td><td>特発性(原因不明)
症候性
(代謝、内分泌、神経疾患、便秘型IBSなどによる)
薬剤性
など</td></tr>
<tr><td rowspan="2">大腸通過正常型</td><td>食事の量が少ない
など</td></tr>
<tr><td rowspan="2">排便困難型</td><td>硬便による残便感
(便秘型IBSなど)</td></tr>
<tr><td>機能性便排出障害</td><td>骨盤底筋協調運動障害
直腸性便秘
腹圧の低下
など</td></tr>
</table>

※『慢性便秘症診療ガイドライン』より改変

Q4 なぜ便が出なくなるのですか？

毎日、理想的な形の便を数十秒、長くても1分以内にするりと出す「快便」の人がいるいっぽうで、何日も便意が起きなかったり、強くいきまないと出なかったり、排便後も不快な残便感に悩まされたりと、便秘症に苦しんでいる人たちは少なくありません。それでは、なぜ便が出なくなるのでしょうか？　大腸では何が起きているのでしょうか？

ここでは「排便回数減少型」と「排便困難型」のタイプに分けて、それぞれの原因を見ていきます。

●排便回数減少型

排便回数が1週間に3回未満というタイプが排便回数減少型です。結腸に多くの便が滞留するため、腹部膨満感（ぼうまんかん）や腹痛などが生じます。また、その間に水分がどんどん吸収されることで、便が硬くなり、排便困難が生じる場合もあります。

主な原因としては、大腸の動きが低下していることがあげられます。そのために腸の蠕動運動（ぜんどううんどう）（内容物を先送りする運動）が弱まり、結腸で作った便を直腸まで十分に送り込むことができないのです。

また、食べる量の不足も原因の一つとして考えられます。それによって、毎日排出するだけの便がたまらないのです。

●排便困難型

直腸内にある便を、十分かつ迅速（じんそく）に排出できないのが排便困難型です。強くいきんで出しても直腸に一部の便が残ってしまい、残便感に悩まされ、1日に何回もトイレに行って排便しなければならない分割排便にもわずらわされます。

主な原因としては、直腸のセンサーの働きが低下していることがあげられます。直腸に便がたまっても便意を感じられず、そのまま便が滞留してしまうのです。

また、加齢などによって、便意を感じても直腸を十分に収縮できなくなり、完全に便を出すことができず、その一部が残ってしまう場合もあります。

さらに、排便をするために必要な腹筋、恥骨（ちこつ）直腸筋、肛門括約筋（こうもんかつやく）のいずれかの筋肉が十分に機能しなくなったり、機能が変調したりすることも便秘の要因になります。

以上のように便が出なくなる原因には、大腸の動きの低下、直腸および排便に必要な神経や筋肉の機能不全、食べる量の不足などの原因が見られ、場合によってはそれらのいくつかが重なっていることもあります。

（三輪洋人）

Q5 便秘の人は寿命が短くなるというのは本当ですか？

これまで慢性便秘症は、命にかかわる病気ではないと考えられてきました。教科書的にも「ＱＯＬ（Quality Of Life＝生活の質）は低下させるが、生命予後（病気の経過が生命に与える影響）に影響しない疾患」として、「過敏性腸症候群（ＩＢＳ）」などと同様の症状と考えられていたのです。

しかし近年、便秘が生存率に与える影響について、海外のみならず国内の複数の研究機関から、便秘患者の生命予後が悪い、つまり「**便秘症は死につながる病気**」ということが報告されるようになり、状況は一変しました。

アメリカの研究機関では１９８８〜１９９３年にかけて、ミネソタ州在住の20歳以上のアメリカ人を対象に、５２６２例に及ぶ消化器症状評価アンケートを実施。回答者の中から調査可能であった３９３３例を対象とし、２００８年までの生存状況を行政の死亡記録によって確認し、慢性便秘症と生存率の関連を検証しました（次ページのグラフを参照）。

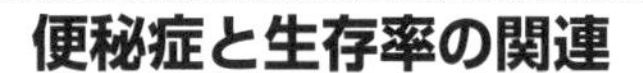

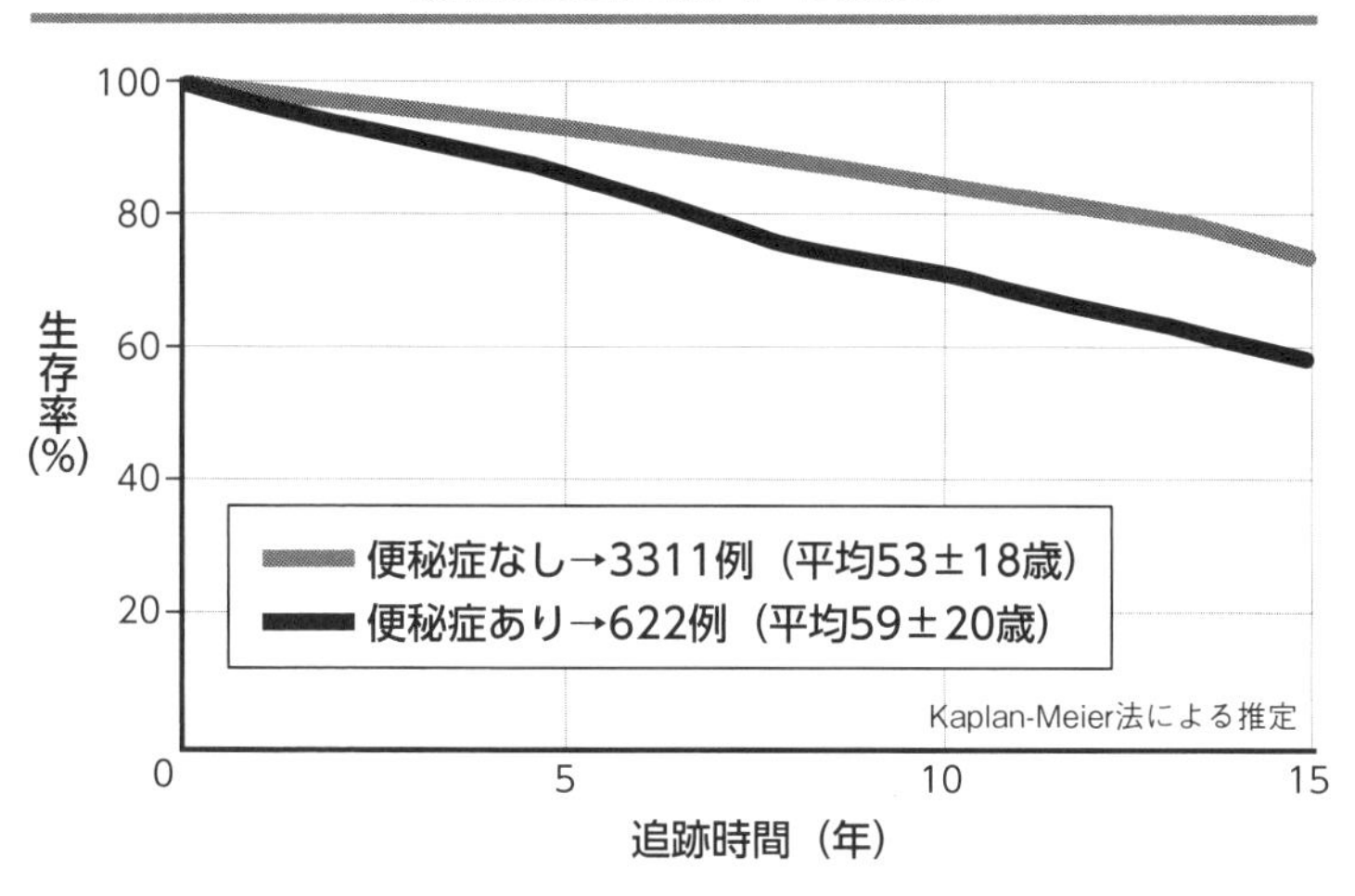

その結果、追跡10年めの推定生存率は、便秘症があるグループでは73％、便秘症のないグループでは85％と差が開いています。さらに15年後を見ると、便秘症があるグループは60％にまで下がり、生存率が約４分の３になっていることが明らかになりました。

もっとも、便秘症の人たちには生活習慣が乱れていたり、健康状態がよくなかったりする人も含まれており、それが生存率を下げているとも考えられます。

近年の研究報告による「便秘症が生命予後に関係する」という新たな認識は、一つの発想の転換を起こしました。この認識が医療の現場で広がることが、超高齢社会を迎えたわが国として、ますます重要になるでしょう。

（三輪洋人）

Q6 便秘を放置していると心筋梗塞やくも膜下出血になるのは本当ですか？

便秘症患者はどれくらい病気になりやすいか？

疾病	慢性便秘症患者 262人中（%）	非慢性便秘症患者 262人中（%）
心筋梗塞	28人（11%）	22人（8%）
狭心症	81人（31%）	68人（26%）
虚血性心疾患	64人（24%）	59人（23%）
高血圧	150人（57%）	149人（57%）

※欧州消化器病学会 公式学会誌『UEG journal』（2016年4月号P142-151）より

　便秘症が生命予後に関係する病気であることをQ5で述べましたが、2016年に発表された欧州消化器病学会の公式学会誌に、それを裏づけるかのようなデータがあります。便秘症患者が心筋梗塞（こうそく）にかかる割合は便秘症患者でない人たちよりも3%、狭心症では5%高くなると報告されているのです（上の表を参照）。

　また、オランダでの調査では、排便時の「いきみ／怒責（どせき）」が、くも膜下出血のリスクを7・3倍も高めるとしています。これは「驚愕（きょうがく）」「性交」の項目に次ぐ3

番めの数値になっています。

日本国内でも２０１６年に、「便秘と循環器系疾患の死亡率との関係」について大規模な調査が行われました。宮城県大崎地域の住民４万５１１２人を対象に、13年間にわたって排便頻度と循環器系疾患死亡率との関連についての追跡調査を実施した結果、排便頻度が１日に１回以上の人に比べて、４日に１回以下の人では、脳血管疾患が１・９倍にもなり、中でも脳卒中が２・19倍、脳梗塞の前兆となる一過性脳虚血発作が２・31倍に上がっていることがわかったのです。

これらの研究結果が示すように、**便秘が血管性の病気を引き起こす原因となることが明らかになっています**。

さらに、慢性閉塞性肺疾患（ＣＯＰＤ）という肺の病気がある人は、便秘のためにトイレでいきむと、血圧が一気に上がり、動脈中の酸素量が減少する「低酸素血症」を起こして、最悪の場合は死に至ることもあります。

また、便秘によって長期間、便が大腸内にとどまっていると、水分がすっかり吸収され、糞石という鉄の塊のような便になります。これによって腸壁に穴があき、腸内細菌が腹部の内腔に染み込んで腹膜炎を起こす「宿便性大腸穿孔」という病気（Ｑ35を参照）を引き起こすこともあります。

（三輪洋人）

Q7 便秘は大腸がんと関係がありますか？

便秘症に悩んでいる人の中には、「便秘を悪化させると大腸がんになるのでは」と心配する人がいます。

便秘と大腸がんの直接的な関連について、２０００年前後の研究では、海外でも「便秘の人に大腸がんが多い」という論文が報告されていましたが、近年では関係がないという見方が主流になっているようです。

便秘の専門的な研究機関であるアメリカ消化器学会は、一般的なリスク集団と比較して、便秘集団が大腸がんを発症する相対リスクは０・76倍とするデータをあげ、むしろ便秘患者のほうがリスクは低いという報告をしています。つまり、便秘が大腸がんになるというエビデンス（科学的根拠）はないのです。

ただし、便秘患者の大腸がんのリスクを上げる要因に、便秘薬（下剤）が関連している可能性があります。東北大学の研究では、週に2回以上、下剤を使用する人は、他の人に比べて2・76倍ほど大腸がんになりやすくなると報告しています。不適切な下剤の使用は腸の神経にもダメージを与える可能性があるので、注意しましょう。（三輪洋人）

Q8 便秘になると太るというのは本当ですか？

「便秘」と「肥満」に直接の因果関係はなく、肥満が便秘症の原因になることや、減量によって便秘症が改善されたことを示す報告はありません。確かに、便秘によってたくさんの便がたまっている場合は、排出すると体重は減ります。とはいえ、脂肪組織が減ったわけではないので、いわゆる「やせた」ということではありません。

逆に、便秘症の引き金になることが多いのが、実はダイエットです。ダイエットで、**大幅に食べる量を減らせば、いずれ、ほぼ確実に便秘になります。**便のもともとの材料が不足して便の総量が減ることで、排便回数も減るのは当然ですが、それ以上に大きいのは、大腸を強力に動かして大腸の粘液の分泌（ぶんぴつ）を促す、自然の便秘薬ともいえる「胆汁酸（たんじゅうさん）」の分泌量が減ってしまうこと。胆汁酸は、食べものが胃から十二指腸に入ったときに、その刺激によって初めて胆のうから放出されます。この、胆汁酸が減少すると大腸の動きが悪くなり、十分な大蠕動（ぜんどう）が起こりにくくなるうえ、粘液も減少することで滑りの悪いパサパサの便しか作られなくなります。滑りの悪い便は、肛門（こうもん）からスムーズに排出することができず、結果、便秘となってしまうのです。（中島　淳）

Q9 便秘になりやすい性格はありますか？

便秘になりやすい人の性格を一概にはいえませんが、傾向としては、ストレスに弱い・心配性・まじめ・神経質・努力家などがあるようです。自律神経が安定せず、交感神経が優位になりやすい人に多いということになるのかもしれません。

自律神経とは、生命活動を維持する呼吸や血液循環などをつかさどる神経で、「交感神経」と「副交感神経」の二つの神経系からなっています。交感神経が優位になると血圧が上昇し、脳や体は活動的になり、逆に副交感神経が優位になると心拍や血圧もゆったりと下降し、心身ともにリラックスします。二つの神経はバランスを取り、一日の中でスムーズに入れ替わりながら働いています。

腸の内容物を移動させる働きである蠕動（ぜんどう）運動は、主に副交感神経によって腸管が収縮する運動なので、心身がくつろいだ状態のときにこそ、腸は活発に働きます。楽天的でのんびりした性格の人は副交感神経が優位になりやすく、したがって便秘にもなりにくいのです。神経質でストレスに弱い性格の人は、なるべく考えすぎたり、くよくよ落ち込んだりせずに、ゆったりと過ごすことを心がけましょう。

（小林弘幸）

Q10 どの世代に慢性便秘の人が多いですか？

便秘には「若い女性がかかるもの」というイメージが昔からあります。書店でも、若い女性に向けた便秘関連の本や、特集が組まれた雑誌をよく見かけます。しかし、実際はどの世代に慢性便秘症の人が多いのかについては、あまり知られていません。

日本における慢性便秘症の世代別の有病率を把握するために、２０１６年に報告された厚生労働省の国民生活基礎調査を見てみましょう。

国民生活基礎調査における「性・年齢階級・症状（複数回答）別にみた有訴者率（人口千対）」の中の「便秘」の項目によると、便秘有訴者の総数の男女比率は、男性２・５％に対して女性は４・６％と、男性よりも女性に多く、明らかな性差が見られます（次ページのグラフを参照）。

次に世代別の便秘有訴者ですが、１位が80歳以上、２位が70～79歳、３位が60～69歳となっており、70歳以上の高齢者が他の年代を圧倒的に上回っていることがわかります。つまり、若者に多いと思われがちな便秘症は、実は70代、80代が男女ともに最大のボリュームゾーンだったのです。

日本における便秘の世代別有病率

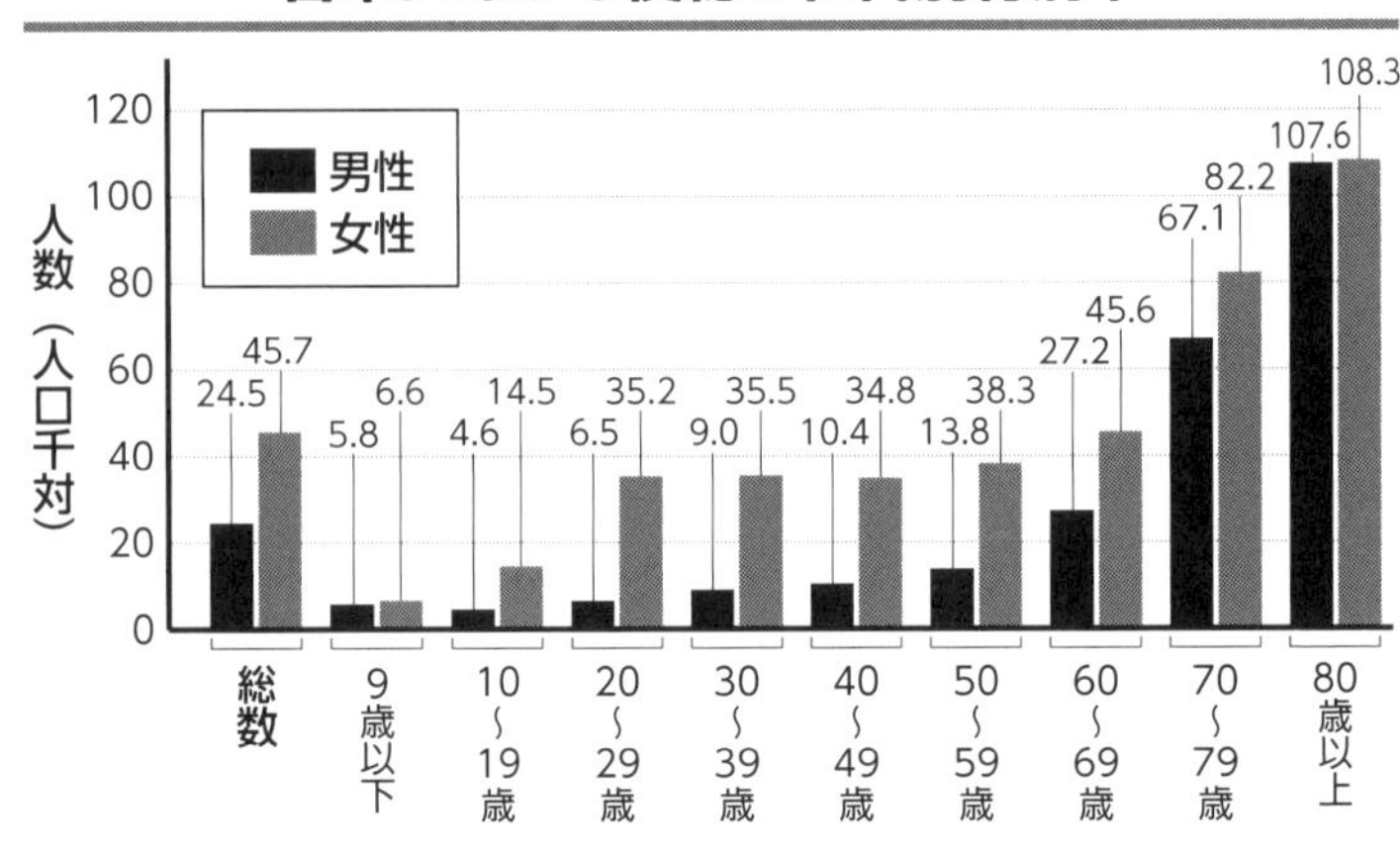

※平成28年 厚生労働省の国民生活基礎調査より改変

ここで注目しなければならないのは、10代で大きく差が開きはじめた男女の比率が変化していくという点です。便秘は男性よりも女性に多いと思っている人が大半だと思います。事実、50代までは女性のほうが圧倒的に多いのですが、60代を超えたあたりから年齢を重ねていくにつれて男性の有病率がぐんと増していき、男女差がだんだんと縮まり、80歳以上ではほぼ同数となるのです。

このように、便秘症は若い女性だけが抱える悩みではなく、男女ともに高齢者の多くが抱える問題です。その原因は、腹圧、肛門括約筋（こうもんかつやくきん）、蠕動（ぜんどう）運動といった排便に必要な生理機能の加齢による低下のほか、食事量の減少、運動不足、服用薬の副作用などが指摘されています。

（三輪洋人）

Q11 子供でも慢性便秘になりますか？

子供は大人に比べて肛門が狭いため、排便時に痛みが伴い、その痛みが怖くて便秘になるというケースがあります。

子供の便秘はそのまま放っておくと、落ち着きがなくなったり、怒りっぽくなったりと、多動性障害につながることもあります。副交感神経の活動も低下して腸の蠕動運動が弱まり、便秘がますます悪化していき、登校拒否などになる患者さんもいました。ひどい場合は、麻酔を使って肛門を広げる治療が必要になることもあります。**もし、小さいお子さんの排便が1週間以上ないようでしたら、一度、小児科・小児外科医に診察してもらいましょう。**

ただし、特に肛門に問題がない子供の場合は、腸の神経が成熟してくる2歳から4歳にかけて、自然と治癒してくるのが一般的です。離乳食の赤ちゃんなら、おなかを優しくマッサージしたり、肛門にスポイトで水をかけたりすると、反射で便が出やすくなります。あまり神経質になりすぎず、バランスの取れた食生活と規則正しい生活をサポートして、ゆったりと過ごせる環境作りを心がけましょう。

（小林弘幸）

Q12 便秘の人は日本にどのくらいいますか？

日本における慢性便秘症の世代別有病率はすでに見てきましたが（Q10を参照）、実際にどのくらいの日本人がかかっているのでしょうか？

日本における便秘の有訴者数についてはさまざまな報告があり、調査によってかなりの幅（2〜27％）があります。そのうちの一つ、2019年に厚生労働省が行った国民生活基礎調査における「性・年齢階級・症状（複数回答）別にみた有訴者率（人口千対）」の「便秘」の項目では、**有訴者数の総数は約431万5000人、有訴者率は3・48％と報告されています。**

男女比を見ると、男性約151万8000人に対して女性は約279万7000人で、男性の約2・54％、女性の約4・37％の人が便秘の自覚症状を訴えていることになります。さらに、65歳以上の有訴者率は、男性で約6・41％、女性で約7・23％に増加しているため、少子高齢化が進む日本では、今後、便秘症を抱える人たちがますます増えていくと予想されています。

慢性便秘症は、もはや「国民病」と呼んでもいいのかもしれません。

（三輪洋人）

Q13 若いころは快便だったのに年を取ってから便秘になりました。なぜですか？

高齢者に慢性便秘が多いということはわかりましたが（Q10を参照）、加齢によって便秘が増える理由を具体的に見ていきましょう。

高齢者が便秘になる原因としては、それまで過敏に働いていた腸がしだいに鈍感になり、直腸の感受性が下がることで、蠕動（ぜんどう）運動が低下することがあげられます。

さらに加齢による**運動量や食事量および水分摂取量の減少**など、生活・肉体両面での変化もあげられます。また、介護施設入所者の高齢者の場合は、施設への入所など**生活環境の変化**も大きな要因となっています。

高齢女性にかんしては、子宮、膀胱（ぼうこう）、直腸といった骨盤内の臓器が外に出てくる「**骨盤臓器脱**」という病気が起こりやすく、症状が悪化することで「いきんでも便が出にくい」「残便感がある」といった排便障害の症状が現れます。

また、高齢者は糖尿病や脳血管障害など複数の基礎疾患（しっかん）を抱え、便秘症を誘発する薬を内服している場合が多く、**二次性便秘**の割合も増加します。

（三輪洋人）

Q14 快便の人の排便時間はどのくらいですか？

「快便」の人の排便時間は、50秒〜1分ほどです。

快便の人の便は、もちろん個人差はあるものの、ブリストル4（Q43を参照）のソーセージ状の便です。この理想的な形状の便は、熟したバナナのように、硬すぎず、軟らかすぎず、小さすぎず、大きすぎない。滑らかで、適度な水分を残し、たっぷりと粘液を含んでいるので、便意を感じてトイレへ行き、排便の姿勢を取ったら、細い肛門管をらくらく通り抜け、ものの数秒で肛門からスルリと出すことができるのです。

快便には、排便時の姿勢も関係しています（Q112を参照）。便秘でない人28人（17〜66歳の男女）で、快便を得られるまでの正味時間の平均を排便姿勢別に調べた結果、スクワット姿勢（和式トイレ様）で0・85分（51秒）、低い便座（高さ31〜32チセン）で1・9分（114秒）、高い便座（高さ41〜42チセン）で2・16分（130秒）でした。

さらに、便秘の人も含む研修医など52人で検証したところ、洋式トイレ用足台を使用すると、排便にかかる時間が5・60分（336秒）から4・24分（254秒）に短縮され、検証終了後に67・3%の人が足台の使用を希望しました。

（三原　弘）

Q15 便秘は遺伝しますか？

便秘体質は、ほとんど遺伝しないとされています。ただし、小児の便秘症にかんしては、研究学会の報告によりその関連性が指摘されています。

２０１３年に発表された『小児慢性機能性便秘症診療ガイドライン』では、「慢性機能性便秘症に家族内集積はあるか」という項目に対して、「便秘症の小児の家族では、便秘症状を認めることが多い（コンセンサスレベル８）」「遺伝的要因が便秘症の家族内発症に関与する可能性がある（コンセンサスレベル７）」と回答。食生活（食物繊維摂取量など）や環境因子のみではなく、遺伝的背景が同じ家族に発症する一因となる可能性をあげています。

具体的には、便秘の子供の親または兄弟姉妹の30〜62％に便秘の症状があり、同じ家族に発病する傾向があるとしています。また、成人の便秘症の患者では、便秘の家族歴のある場合は家族歴のない場合より、発症年齢が早く、また便秘に悩む期間も長く、いぼ痔（じ）や切れ痔などの合併症が多いとされています。さらに、一卵性双生児では、便秘発症の一致率が二卵性双生児の４倍高いと報告しています。

（三輪洋人）

Q16 慢性便秘症になったら、もう治らないのですか？

そんなことはありません。慢性便秘症は、きちんと診断を受け、原因と正しい対処法を知れば必ず改善することができます。

慢性便秘症の治療方法には、大きく分けて「保存的治療」と「外科的治療」の二つがあります。

まず保存的治療には、食事や飲酒、運動や睡眠、排便習慣などを含む生活習慣の改善、摘便（肛門から指を入れ、大便を摘出する医療行為）などの理学的治療、そして薬物療法などがあります。そのうちの薬物療法には、プロバイオティクス（人体にいい影響を与える微生物。それらを含む製品・食品）や各種下剤（Q48を参照）など、数種類の異なる治療効果のある薬剤が用いられます。

保存的治療を行っても病状の改善が認められない場合、外科的治療（Q68を参照）が行われます。外科的治療の対象となる便秘症は多くはありませんが、排便困難や不完全排便による残便感が生じる重症の「器質性便排出障害」と、排便回数や排便量が減少する「大腸通過遅延型便秘」が該当します。

（三輪洋人）

第2章

◇◇◇◇◇◇◇

慢性便秘の症状・原因についての疑問21

Q17 私の便秘はどんなタイプですか？原因はわかりますか？

便秘の悩みを解消するためには、自分がどういった便秘のタイプなのかを知ることが重要です。次ページの「便秘診断チャート」を使って、自分の便秘のタイプをチェックしてみましょう。それによって便秘の原因や治療法がはっきりしてきます。

慢性便秘症の代表的なものに、①「けいれん性便秘」、②「弛緩性便秘」、③「直腸性便秘」があります。これらは「慢性便秘症の分類」（Q3を参照）において、排便のための機能が低下することで起こる「機能性便秘」に分類され、②は「排便回数減少型」、③は「排便困難型」になります（①は両者の場合あり）。

けいれん性便秘は、自律神経の働きが乱れて、腸の蠕動運動が低下したり、過敏に動いたりすることが原因で起こるタイプ。弛緩性便秘は、運動不足などにより大腸の蠕動運動が低下することで起こるタイプ。直腸性便秘は、肛門の手前にある直腸の便を感知する働きが低下することで起こるタイプです。このうち、日本人に最も多いタイプといわれているのが、弛緩性便秘になります。

（小林弘幸）

便秘診断チャート

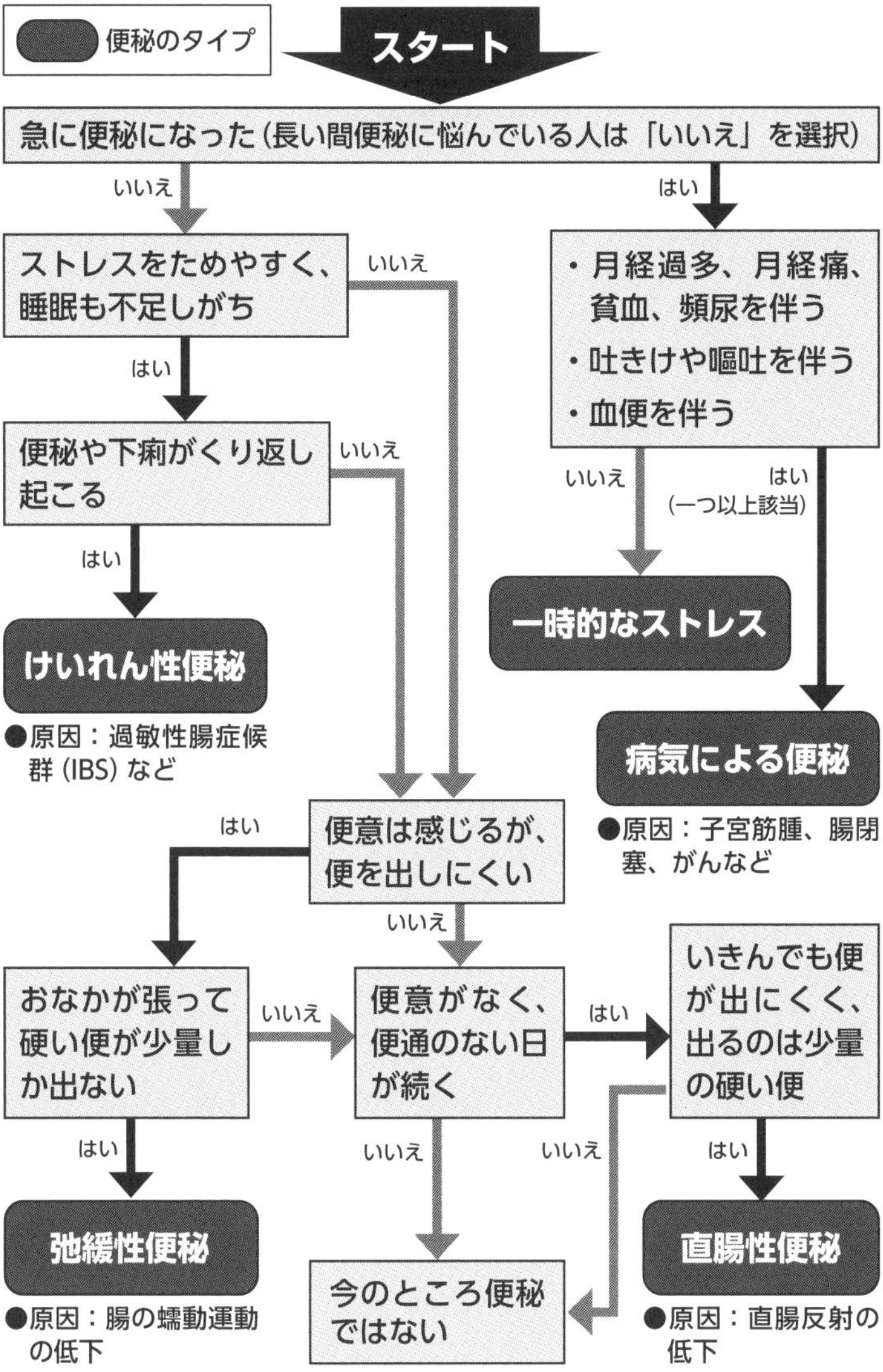

便秘のタイプ

スタート

急に便秘になった（長い間便秘に悩んでいる人は「いいえ」を選択）

いいえ
ストレスをためやすく、睡眠も不足しがち

はい
便秘や下痢がくり返し起こる

はい
けいれん性便秘
●原因：過敏性腸症候群（IBS）など

いいえ
便意は感じるが、便を出しにくい

はい
おなかが張って硬い便が少量しか出ない

はい
弛緩性便秘
●原因：腸の蠕動運動の低下

いいえ
便意がなく、便通のない日が続く

はい
いきんでも便が出にくく、出るのは少量の硬い便

はい
直腸性便秘
●原因：直腸反射の低下

いいえ
今のところ便秘ではない

はい
・月経過多、月経痛、貧血、頻尿を伴う
・吐きけや嘔吐を伴う
・血便を伴う

いいえ
一時的なストレス

はい（一つ以上該当）
病気による便秘
●原因：子宮筋腫、腸閉塞、がんなど

Q18 便秘のタイプ別の対処法を教えてください。

慢性便秘症のタイプ別の対処法を紹介します。

運動不足などにより、腸の蠕動運動が低下して排便力が弱まることで起こる「**弛緩性便秘**」には、腸の蠕動運動を促すストレッチである「体幹ツイスト」「逆さ自転車こぎ」（Q73を参照）、腹筋を鍛えられる「おなかしぼり」（Q76を参照）、骨盤を鍛えながら大腸に刺激を与える「わき腹つかみ腰まわし」（Q72を参照）、腸を直接マッサージする「大腸の4点もみ」（Q83を参照）、「ツボ押し」（Q87を参照）などがおすすめです。

直腸の便を感知する働きが低下することで起こる「**直腸性便秘**」には、肛門括約筋を鍛えられる「股割り」（Q77を参照）、そこにひねりを加えることで排便力も高められる「腰ひねり」（Q71を参照）、「前傾肛門ツイスト」（Q82を参照）などがおすすめです。

自律神経の働きが乱れることで起こる「**けいれん性便秘**」には、自律神経を整えてくれる「ヨガ」（Q79を参照）、「タッピング」（Q84を参照）などがおすすめです。

さらに、運動や体操、マッサージ以外でも、4章では内服薬について、8～10章では食事や生活習慣の改善による対処法をそれぞれ紹介していきます。

（小林弘幸）

Q19 排便しても残便感があります。これは便秘ですか？

排便を終えても全部出し切った感じがせず、腸にまだ便が残っているような感覚を味わったことはないでしょうか？　その感覚を「残便感」といいます。

このような残便感はもとより、残便感によって1日に何度もトイレに行かなければならない症状も便秘に含まれるのです。

残便感は、本当に便が直腸付近に残っている場合と、すべて出し切ったにもかかわらず、便が残っている感じがする場合とがあります。

前者の場合は、便秘による硬い便や油分が少ないために滑りにくい便、下痢(げり)でしっかりと固まっていない便がこびりつくといった理由が考えられます。

後者の場合は、排便のさいにいきみすぎる人に多く見られる現象で、直腸に炎症を起こしたり、肛門(こうもん)を傷つけたりする可能性があるので注意が必要です。

残便感は、便が硬いために出にくかったり、ひどくいきまなければならなかったりする症状などとともに「排便困難型」（Ｑ３を参照）に含まれます。

（三輪洋人）

Q20 排便回数は多いけれど1回にコロコロ便が少ししか出ません。便秘でしょうか?

まずは排便の回数について、排便回数の少なさ＝便秘という固定観念を持っている人が多くいますが、それは誤った認識です。たとえ毎日コンスタントに排便があったとしても、残便感を感じたり、ひどくいきまなければ出なかったり、分割排便（Q4を参照）に悩まされたりといった「排便困難型」（Q3を参照）に該当していれば、その人は便秘の可能性があるのです。

逆にいえば、排便が毎日なくても、すっきりとした便が出せ、おなかが張るなどの症状もなければ、排便のペースはそのままでかまいません。つまり、**「毎日排便しないと便秘」というのは大きな誤解なのです。**

次に「コロコロ便」ですが、腸内が乾燥し、便が乾燥することが原因による、硬くコロコロした状態の便を指す言葉です。女性や高齢者に多いといわれ、この症状も便秘の一つにあげられます。コロコロ便は一般に量が少なく、腸内に便が長時間滞っているために起こるので、治療が必要です。

（三輪洋人）

Q 21 便意がなく、何日もお通じがありませんが大丈夫でしょうか？

「便意」は、直腸から送られてくるサインです。それは少し我慢をしたり、気を紛らわせたりすることで消えてしまうような微細な信号です。

せっかく便意を感じても、移動中であったり、忙しかったり、痔でお尻が痛いなどの理由でトイレに行かないということをくり返していると、しだいに便意自体が起こらなくなってしまい、その結果、便秘になってしまいます。こうし

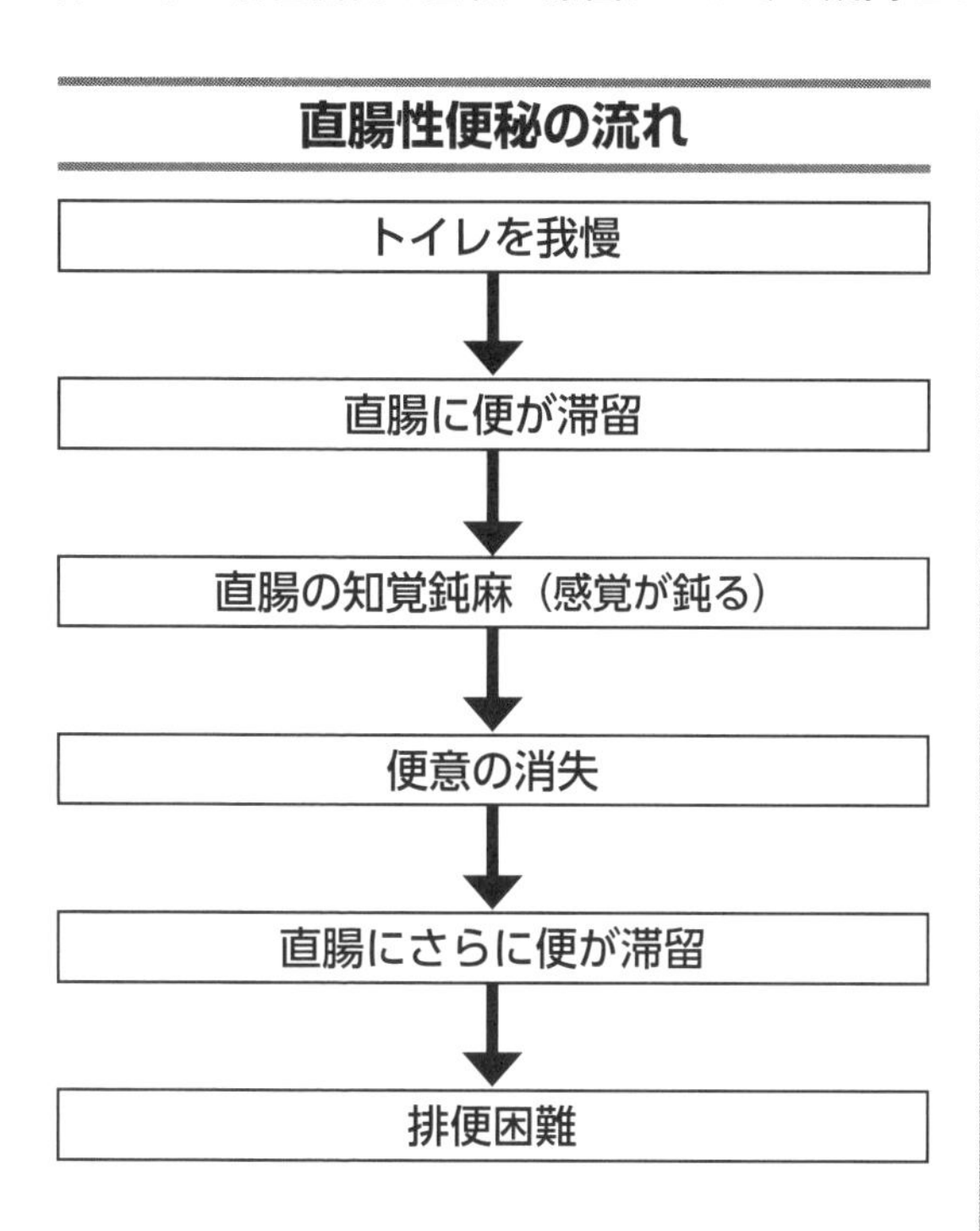

た原因による便秘を、**直腸知覚低下による「直腸性便秘」**と呼びます。幼児や若年女性、高齢者に多く見られる症状です。

腸の中にある直腸、S状結腸は排便にとって重要な役割を担っていますが、トイレを我慢すると直腸に便がたまった状態が続き、知覚が鈍くなることで便意が消失してしまいます。レントゲン検査を行ったさい、直腸にかなりの量の便が確認されているにもかかわらず、「便意を感じない」と答えるケースもあります。

直腸性便秘になると、便意が消えているので、直腸へ便がどんどんたまっていき、便が大きくなるので排便するときが大変……という悪循環に陥ってしまいます。

幼児の場合は、この悪循環によって排便行為自体から逃げてしまう「排便忌避」が問題となります。

主な治療法としては、浣腸などを使用して完全に便を排泄させ、直腸を空にします。幼児に対しては、オリゴ糖や酸化マグネシウムを使って便を軟らかくして出しやすくします。

その後は、便意が起こらなくても毎日、大腸が活発になる食後の時間帯などに、規則正しく3分程度の排便努力をする習慣をつけてください。それを続ければ、直腸の働きと感覚は1～2週間で戻ってくるでしょう。

（三輪洋人）

Q22 便秘と下痢を交互にくり返すのですが、原因はなんでしょうか？

いくつか原因が考えられます。便秘の期間のほうが長い場合は、便秘が解消されるときに、腸内に長く滞留して硬くなった便とともに、長期滞留していない軟便もいっしょに排出されてしまうため下痢（げり）になってしまいます。この場合は、出てしまえばすっきりするので、その後は便秘を再発させないよう腸内環境を整えましょう。

腸に器質的な問題や細菌感染などの疑いがないのに、便秘や下痢の症状が続く場合は、「過敏性腸症候群（ＩＢＳ）」の可能性があります。

精神的なストレスから交感神経が優位になり、便秘になってしまったところに、急に副交感神経が優位になってしまうと、今度は下痢になってしまいます。これが交互にくり返されるのが過敏性腸症候群です。この場合は、腸内環境を整えるだけでなく、ストレスを減らし、不規則な生活習慣を改めることで、自律神経のバランスを整えることが大切です。また、便秘と下痢の両方に効果がある整腸剤を飲むという治療法もあるので、一度、専門医に相談することをおすすめします。

（小林弘幸）

Q23 私の便秘が軽症か重症か調べる方法はありますか？

便秘の自己診断ができる次ページの「便秘スコア」を使って調べてみてください。該当する答えの点数を表の右端に記入し、8つの質問の点数を合計します。合計点が10点以下なら「軽症」、11～20点なら「中程度」、21～30点の場合は「重症」となります。

一般的に、病悩期間（病気にかかって苦しむ期間）が長いほど便秘症は重症になっていることが多いといえます。

便秘の病態（病気の具合）は多様で、個人差も大きいものです。おなかが痛い便秘、ストレスからの便秘、便意を我慢したことによる便秘、肛門(こうもん)機能の問題による便秘など、さまざまです。その症状や理由によって、対処法が大きく異なります。さらに、便秘が重大な悪性疾患(しっかん)のサインであることもあります。

たかが便秘とあなどらず、慢性便秘症の正しい知識を持ち、どうして便秘なのか、その理由を知ることが適切な対処法を見つけるための近道になるはずです。（中島　淳）

便秘スコア

まれに	ときどき	たいてい	いつも
↓	↓	↓	↓
1ヵ月に1回未満	1ヵ月に1回以上だが、1週間に1回未満	1週間に1回以上だが、1日に1回未満	1日に1回以上

タイプ	0点	1点	2点	3点	4点	点数
排便回数はどのくらいか？	3回以上/週	2回/週	1回/週	1回未満/週	1回未満/月	点
便を出すのに苦痛を伴うか？（排便困難）	なし	まれに	ときどき	たいてい	いつも	点
残便感はあるか？	なし	まれに	ときどき	たいてい	いつも	点
腹痛はあるか？	なし	まれに	ときどき	たいてい	いつも	点
排便に要する時間はどのくらいか？	5分未満	5～9分	10～19分	20～29分	30分以上	点
排便に補助は必要か？	なし	下剤	摘便※または浣腸	／	／	点
トイレに行っても便が出ない回数はどれぐらいか？（24時間）	0回	1～3回	4～6回	7～9回	10回以上	点
排便障害はどのくらいの期間続いているか？（年）	0年	1～4年	5～9年	10～19年	20年以上	点
					合計	点

※「摘便（てきべん）」とは、薬ではなく自分の指を使って便をかき出すこと（Q113を参照）

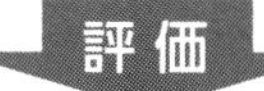

10点以下	11～20点	21～30点
軽症	中程度	重症

※『日本内科学会雑誌』（第102巻第1号2013年1月10日）より改変

Q24

便秘を併発しやすい病気はありますか?

便秘を軽く見てはいけない理由の一つは、なんらかの悪性疾患(しっかん)が原因で便秘になっているケースがあるためです。便秘を併発しやすい病気の例をあげてみましょう。

最も早く現れる症状が便秘である病気に、「パーキンソン病」「レビー小体型認知症」があります。パーキンソン病は、手足の震(ふる)えや動作の緩慢(かんまん)さ、歩行障害や転倒のしやすさなどの運動障害が見られ、うつ症状や認知機能障害などが見られることもあります。レビー小体型認知症は、アルツハイマー型に次いで多い認知症で、幻視や幻聴が現れるのが大きな特徴です。ほかにも、味覚障害や抗うつ症状、立ちくらみ、歩行障害など多様な症状が見られます。

パーキンソン病とレビー小体型認知症は、「α(アルファ)-シヌクレイン」という異常物質が脳の細胞内に蓄積することによって起こります。初期段階では、α-シヌクレインは脳ではなく大腸に蓄積され、迷走神経(脳からすべての臓器に張り巡らされた神経)を伝わって、脳まで到達することで発病することが、最近の研究により判明しています。

また、**「不安神経症」や「うつ病」**など、精神科にかかっている患者さんの多くに便

慢性便秘症を起こす基礎疾患

内分泌・代謝疾患	糖尿病（自律神経障害を伴うもの） 甲状腺機能低下症、褐色細胞腫、副甲状腺機能低下症 慢性腎不全（尿毒症）
神経疾患	脳血管疾患、多発性硬化症 パーキンソン病、ヒルシュスプルング症 脊髄損傷（あるいは脊髄疾患）
	二分脊椎、精神発達遅滞
膠原病	全身性硬化症（強皮症）、皮膚筋炎
変性疾患	アミロイドーシス
精神疾患	うつ病、心気症

※『慢性便秘症診療ガイドライン』より改変

秘が見られます。快便のためには腸が活発に動く必要があり、腸が活発に動くのは、副交感神経が優位に働いているときです。不安神経症やうつ病は、自律神経の乱れが症状の一つ。交感神経と副交感神経がうまく切り替えられないことで、腸の動きに影響を及ぼし、便秘を引き起こしていることが考えられます。

「糖尿病」の患者さんにも、便秘が多く見られます。糖尿病患者さんの報告により約３〜６割が、便秘に悩まされているといわれています。糖尿病は高血糖により全身の神経に障害が生じる病気です。神経障害によって腸の働きが乱れ、便秘となってしまうのです。

ほかにも、「多発性硬化症」「自律神経障害」「脳血管障害」「高カルシウム血症」「低カリウム血症」などの一症状として、便秘が現れることが知られています。

（中島　淳）

Q25 更年期のころから便秘がちになったのですが、原因はホルモンの減少ですか？

頭痛や食欲不振、疲労感や不眠などの自覚症状により、病院で受診してみたものの、特に原因となる病気が見つからない状態のときに「自律神経失調症」と診断されることがあります。これと同じような症状が見られるのが「更年期障害」です。

更年期障害は閉経前後の女性ばかりでなく、近年では30代後半から症状を訴える人、または男性ホルモンの減少によって、更年期障害が起こる男性も増えてきています。

女性の場合、エストロゲンなどの女性ホルモンの低下が、更年期障害の原因と一般的にはいわれてきましたが、ここ最近ではエストロゲンの減少だけでなく、自律神経のバランスの乱れも影響していることがわかってきました。

更年期の女性は自律神経のバランスが乱れることによって、腸の蠕動（ぜんどう）運動も弱まってしまい、その結果、便秘を招きやすくなるのです。更年期の症状は、意識的にリラックスして過ごすことを心がければ改善していきます。

（小林弘幸）

Q 26 足のむくみと便秘が併発しています。何か関係ありますか？

むくみのある人で便秘の症状を訴える人はとても多いです。特に一日中、イスに座っているデスクワーカーには、足のむくみに悩まされている人がたくさんいます。むくみの原因はさまざまですが、内臓疾患(しっかん)なども関係しているため、症状に悩んでいる人は病院で診断してもらうことをおすすめします。

特に病的な原因がなく、むくみが気になる場合は、血液やリンパ液の流れが停滞している可能性が考えられます。交感神経優位の状態が続くと、体が緊張して筋肉も硬くなり、血液の流れが圧迫されることで腸の動きも悪くなります。便秘のときは交感神経が優位になり、副交感神経の活動レベルが低下していることが多く、どうしても血流が悪くなり、それが体のむくみにつながるのです。

手軽に取り組めるむくみ対策としては、軽く体を動かすことと、深呼吸をすること。特に深呼吸は、深く息を吐くことを意識すると、腸の蠕動(ぜんどう)運動を促すため、便秘の解消にもつながります。

（小林弘幸）

Q27 日本人は腸が長いから便秘になりやすいとは本当ですか？

「農耕民族で草食の日本人は、狩猟民族で肉食中心の欧米人よりも腸が長い」という俗説がありますが、正確なエビデンス（科学的根拠）があるわけではなく、一般的には「**人種間での腸の長さに差異はない**」といわれています。

次に、腸の長さと便秘の関係ですが、『慢性便秘症診療ガイドライン』の中では、大腸のレントゲン撮影をする注腸レントゲン検査の結果から、腸の長さと便秘には関係があるという説があるいっぽう、相関関係はないとの報告もされており、「**腸管の長さと便秘の関連性について一定のコンセンサスは得られていない**」とまとめられています。

確かに、大腸内視鏡検査を行うさい、通常、大腸は約150cmの長さがありますが、内視鏡の挿入が難しく伸びてしまうと200cm以上になることもあります。逆にアコーディオンのように短縮できれば、80cmくらいになることもあり、検査する状況によって大腸の長さも変わってしまうため、便秘との関係を正確に定義することは難しいところがあるのかもしれません。

（三原　弘）

Q28 便秘になりやすい人となりにくい人の違いを教えてください。

すでにQ９の「便秘になりやすい性格はありますか？」という質問に対して、あくまでも一つの傾向としてではありますが、自律神経が安定せず、交感神経が優位になりやすい人、すなわち心配性・神経質・ストレスに弱い・まじめといった性格の人は、そうでない人と比較して便秘になりやすいと述べました。

排便のメカニズムにおいて、欠かすことのできない腸の大蠕動(ぜんどう)は、主に副交感神経によって腸管が伸びたり縮んだりと、活発に収縮する運動です。そのため副交感神経が優位に働きやすい、楽天的でのんびりした性格の人は、便秘になりにくいといえるかもしれません。

このほか、性格と関連するところでは、うつや不安といった心理的な要素も便秘症に影響を与える可能性があるといわれています。慢性便秘症の患者の中の一定数には、抑うつおよび不安などの心理的異常が認められるという研究報告がなされています（Q31を参照）。

また、便秘になりやすい人となりにくい人とを比較すると、腸の中の環境に違いが見られます。具体的にいうと、腸内環境を整えてくれる「**腸内フローラ**（**腸内細菌叢**(そう)）」のバランスです。

くわしくはQ29で解説しますが、腸内フローラとは人間の腸内に生息する数多くの種類の細菌たちが群れをなして並んだようすを、お花畑（Flora＝フローラ）にたとえた言葉です。

腸内細菌の中には、体にいい影響を与える「善玉菌」と、逆の働きをする「悪玉菌」、どちらにも属さない「日和見菌(ひよりみきん)」があり、バランスを保ちながら一種の生態系を形成しています。

ところが、偏った食事や運動不足などの生活習慣の乱れ、ストレス、疲労など、さまざまな理由から悪玉菌の数が増え、腸内フローラのバランスが崩れたときに便秘となってしまうのです。

逆にいえば、腸にとっていい働きをする善玉菌が多くなるように食事バランスを考えて摂取すれば、便秘を防ぐことができるのです。

このように、腸内環境が整っているかどうかによっても、便秘になりやすい、なりにくいということが大きく左右されるのです。

（小林弘幸）

Q29 腸内細菌の質が悪いと便秘になるといいますが、なぜですか？

「腸内細菌」は、ヒト一人の腸中に、約３万種類、１００兆個以上、重さにすると１・５～２㌔にも及び、そのほとんどが、大腸に生息しています。種類ごとに群れをなし、お花畑のようなので腸内フローラとも呼ばれ、有益な働きをする「善玉菌」、害を与える「悪玉菌」、どっちつかずの「日和見菌」に分類されます。

悪玉菌は、腸内を腐敗させたり、細菌毒素を作り出すといった悪さをします。どっちつかずの日和見菌も油断はできません。日和見菌は、ふだんは善玉菌に抑え込まれていますが、なんらかの原因で善玉菌の数が減ると、とたんに勢いづいて悪玉菌の味方をするのです。下痢を伴い死に至ることもある偽膜性大腸炎を起こす原因も、日和見菌によるものです。

腸内細菌の「善玉菌」の主な働き

・大腸のエネルギーのもとを作る
・消化吸収を助ける
・コレステロールの排出
・酵素の働きを高める
・免疫力を高める
・ホルモンやビタミンを作る
・有害物質を分解して排出を促進
・腸内のpH（水素イオン濃度）を安定させ健康な状態に導く

理想的な腸内環境

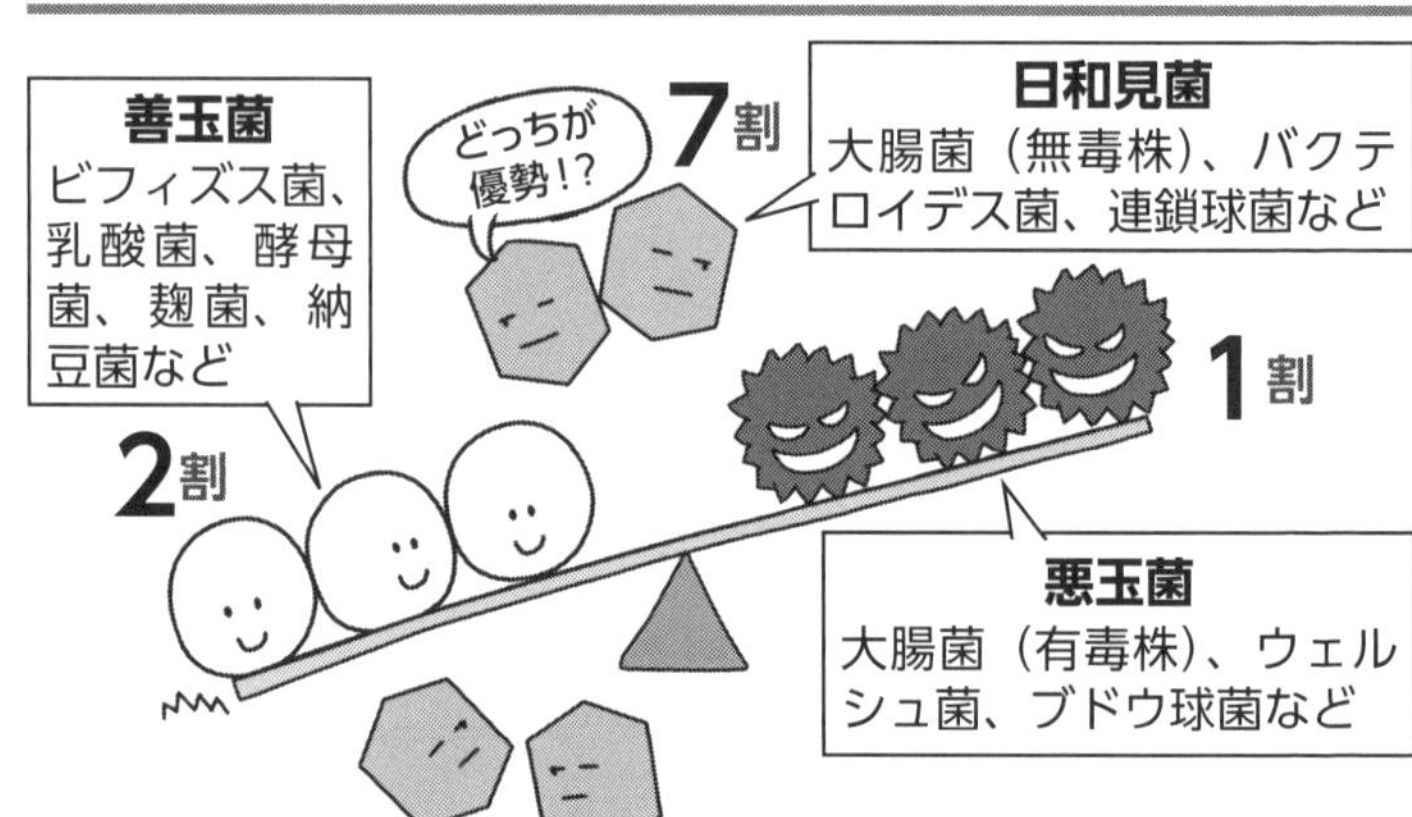

悪玉菌の増殖を抑え、日和見菌ににらみを利かせ、腸内細菌のバランスを整えているのが善玉菌です。みなさんもよくご存じの「ビフィズス菌」は善玉菌の代表格。大腸が働くためのエネルギー源「有機酸」を産生しています。これらの善玉菌が働いてくれていれば、悪玉菌が存在しても腸内フローラは安定し、健康は十分に保たれるのです。

ベルギーの研究所が発表した研究から、**「便秘によって便の形状が変わると、腸内細菌の状態も劇的に変化する」**ことがわかっています。また、便秘のヒトの便をマウスに移植した実験で、マウスは便秘になり、そのさい、**「腸内細菌の質の悪化により、胆汁酸と有機酸が減少する」**ことが証明されました。つまり、**便秘を放置することで、腸内細菌の質はどんどん悪化し、それがさらに便秘を悪化させる**ことになるわけです。（中島　淳）

Q30 おならがとても多くて心配です。このままで大丈夫でしょうか？

生理現象の一つであるおならは、腸の中で食物が消化されるときに発生するガスです。おならは、口や鼻から飲み込んだ空気が7割ほどで、残りの3割ほどは体内で発生したガスといわれています。

おならは、窒素・酸素・水素・二酸化炭素・メタンなどの成分で構成され、基本的には無臭です。また、成人のおならの平均回数は1日約7〜20回といわれています。

おならの回数が異常に多い、おならがくさいなどの悩みをひそかに抱えている人は、少なくないようです。こういった症状は、実は便秘症と関係しています。便秘によって腸の蠕動(ぜんどう)運動が低下し、腸の中に便がたまっていくと、その分だけおならの量も増えます。

さらに、腸内環境が悪化すると、排出されない便が腸内で悪玉菌を増殖させてしまい、悪循環が起こります。そうすると、においのあるガスが発生しやすくなってしまうのです。

ほかにも、おならの回数の多さにはいくつかの原因が考えられます。

まずは食事の早食い。早食いをすれば、食べ物といっしょに空気を多く取り込んでしまい、結果的に排出されるおならも多くなるのです。

次に、食物繊維の過剰摂取です。便通を整えてくれる食物繊維ですが、異常にとりすぎると腸内でガスが発生しやすくなり、おならの量が多くなり、においもきつくなります。また、肉や卵など、動物性たんぱく質の過剰摂取もにおいに影響を与えます。

ストレスも関係しています。精神的なストレスを感じると、つばを飲み込む回数が多くなり、そのときに空気もいっしょに取り込んでしまうため、おなかが張っておならが多くなるのです。

また、生活習慣や精神的な原因以外に、胃腸の疾患（しっかん）も関係します。

このように、おならの回数の増加やにおいの強さにも、さまざまな原因が考えられます。まずは食事など、生活習慣を改善することで、回数は減っていくでしょう。

なお、**おならの回数に悩まされているからといって、我慢するのは逆効果です**（Q118を参照）。我慢をすればするほど、おならはよりくさくなり、音も大きくなり、便も出づらくなってしまいます。**便秘を改善したければ、おならを我慢せず、出したくなったときに出すように心がけてください。**


（小林弘幸）

Q31 うつや不安が原因で便秘になることはありますか？

気分が落ち込んで何もする気になれない、いわゆる「抑うつ」の状態と便秘との関係は、海外の研究論文などで指摘されています。

例えば、60歳以上の男女を対象に、排便回数が1週間に2回以下で、6ヵ月以上の慢性便秘を抱えている人に対して、それぞれの精神症状がどのくらい被験者を悩ませたかを判定する「症状チェックリスト（SCL-90-R）」という自記式の質問調査を実施したところ、他の項目と比較して抑うつ、不安、身体化（心の不安や心理社会的ストレスといった精神現象が身体症状として現れること）の項目で得点が高いという結果が出ました。

ほかにも、アメリカで腹部膨満感（ぼうまん）を有する人を対象に行った身体化症状にかんする調査でも、同じように身体化の得点が高かったと報告されています。

また、日本国内でもここ数年、便秘を含む腸内の問題とうつ病との関連性について、さまざまな研究が進んでいます。

（三輪洋人）

Q32 ストレスは便秘の原因になりますか？

自律神経のリズム

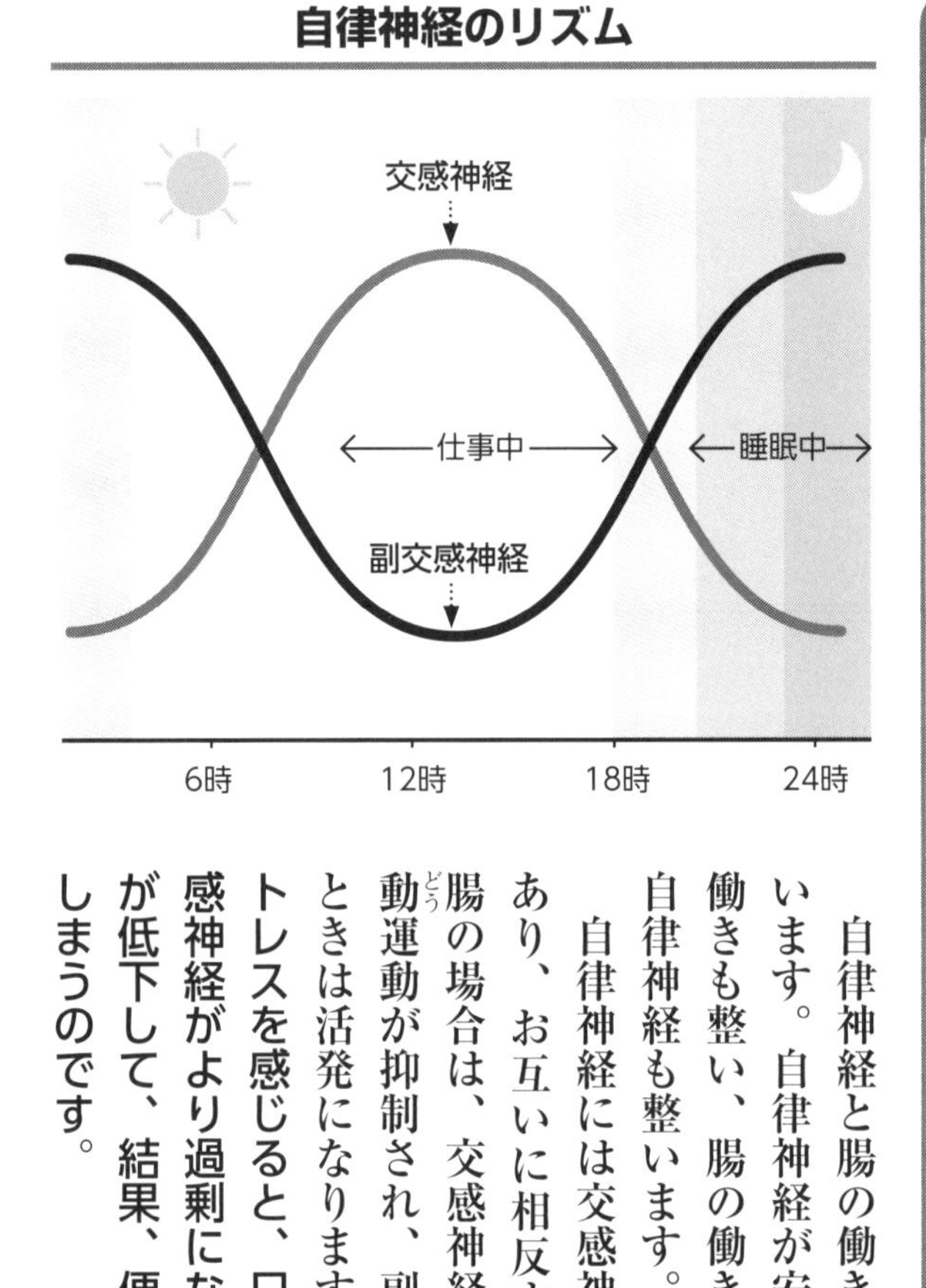

自律神経と腸の働きは密接に関係しています。自律神経が安定していれば腸の働きも整い、腸の働きが安定していれば自律神経も整います。

自律神経には交感神経と副交感神経があり、お互いに相反する働きをします。腸の場合は、交感神経が優位なときは蠕動運動が抑制され、副交感神経が優位なときは活発になります。仕事中などにストレスを感じると、日中に優位に働く交感神経がより過剰になるため、腸の働きが低下して、結果、便秘の原因となってしまうのです。

（小林弘幸）

Q33 おなかが冷えると便秘になりやすいですか？

県別の平均気温と人口あたりの刺激性下剤の処方数の関係

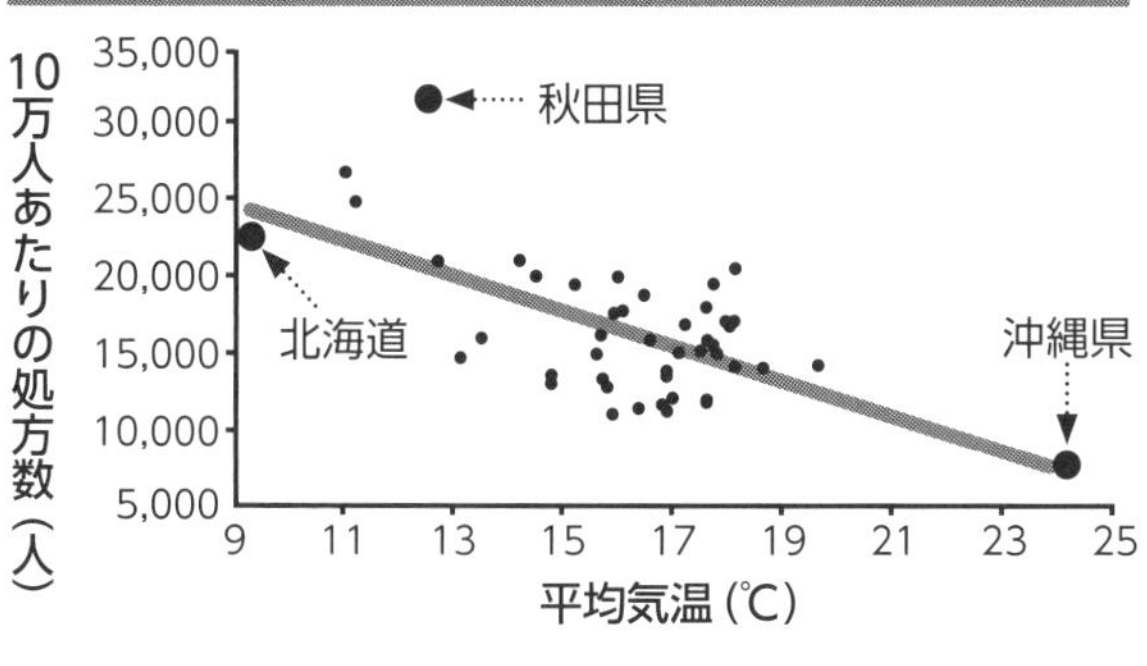

手術で摘出したヒトの結腸の正常な部分を使っての観察研究の結果、直腸の収縮は温度によって変わることがわかりました。アセチルコリン（脳内の神経伝達物質。内臓の筋肉の繊維のアセチルコリン受容体に働きかけ、筋肉などの収縮を促す）を使って収縮を促すと、体温の37℃では、20～30％の収縮が見られるのに対し、31℃まで低下させると、40～70％もの異常な強い収縮が発生しました。要するに、**腸は冷えると小さく縮こまってしまう**のです。私たちも寒いときに体を縮めますが、縮めた状態では活発に動くことはできません。同じように**腸も縮んだ状態では働きが悪くなる**のです。

低気温地域で下剤処方率が高い（上のグラフを参照）のも、「腸温」が低いからかもしれません。（三原　弘）

Q34 いきめばいきむほど便が出にくくなります。何が原因ですか？

慢性的な便秘に悩まされている人の中には、便が肛門のすぐ近くにあるにもかかわらず、トイレでいきめばいきむほど、逆に出にくくなってしまうという症状を抱える人がいます。

これは排便時に本来弛緩すべき恥骨直腸筋や外肛門括約筋などの骨盤底筋群がうまくゆるまず、逆に収縮してしまい、便意があっても筋肉の協調運動ができないために便が出せないという症状で、「**骨盤底筋協調運動障害**」と呼ばれています。

骨盤底筋協調運動障害とは、直腸肛門部の狭窄や直腸脱などの器質的な異常がないにもかかわらず、直腸内の便をスムーズに排出できない「機能性便排出障害」に分類される便秘症（Q3を参照）で、高齢の男女に多く見られる病態です。

機能性便排出障害が起こる原因としては、幼少期におけるトイレトレーニングの失敗、不適切な排便姿勢、便を我慢する習慣、無理に出そうとする習慣、長年にわたるいきみ排便、加齢による直腸肛門感覚の低下などが考えられています。

骨盤底筋協調運動障害の治療法

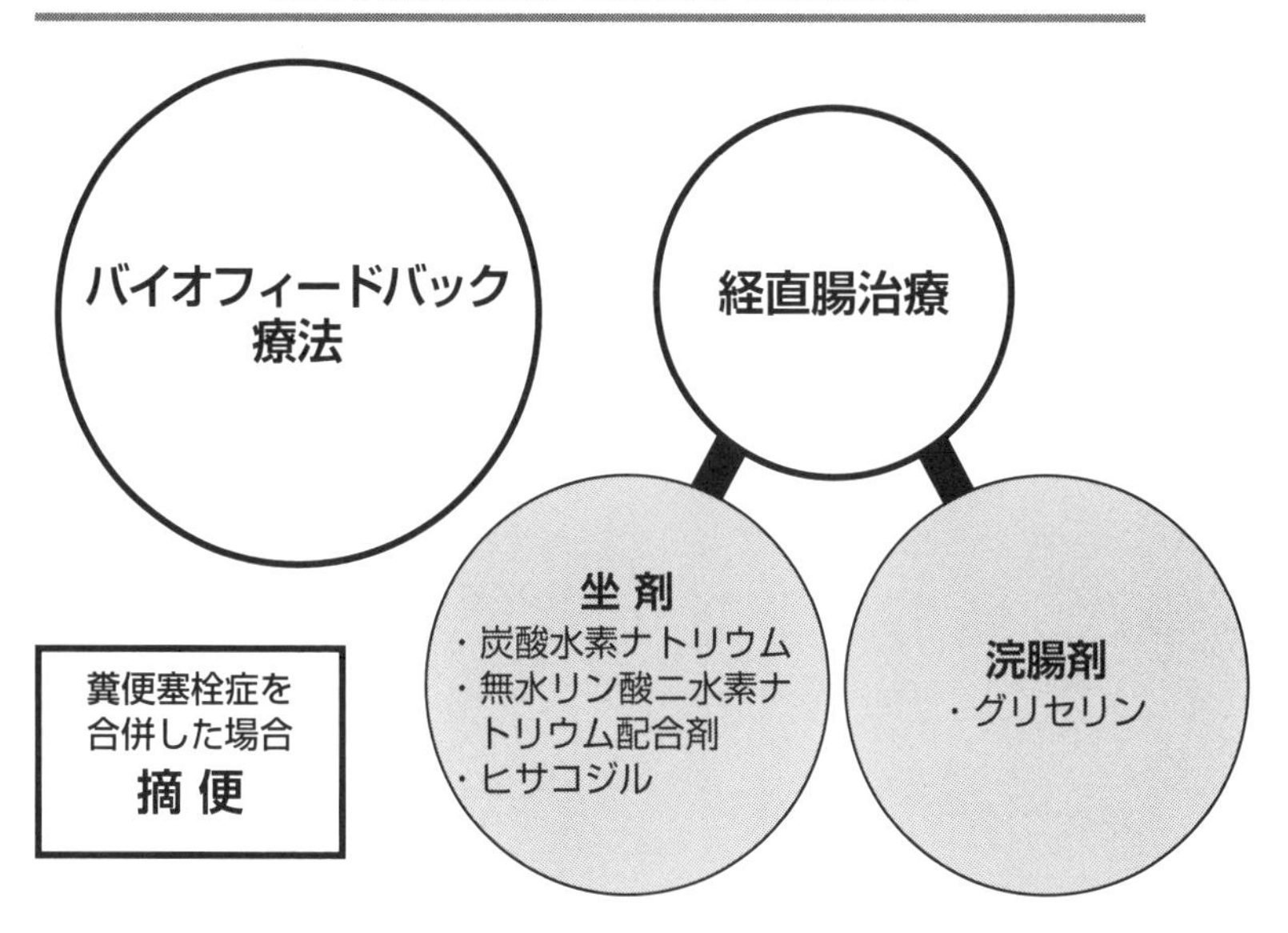

骨盤底筋協調運動障害とは「直腸に便があるのに円滑に排出できない状態」であり、患者さんにはまず、自分が誤った排便動作をくり返していることを自覚させることが重要になります。

治療方法としては、患者さんは軟便でもスムーズに排便できないので、下剤よりもグリセリン浣腸剤や坐剤（炭酸水素ナトリウム・無水リン酸二水素ナトリウム配合剤やビサコジル）による経直腸治療やバイオフィードバック療法（Q65を参照）が有効になります。

また、糞便塞栓症（直腸に便が充満し、痛みや出血、炎症などを起こす症状）を合併した場合は、すみやかに摘便を行う必要があります。

（三輪洋人）

Q35 便がたまりすぎて腸が破れることはありますか？

便秘で長い間、便が腸内にたまっているうちに、水分がすっかり吸収されて、石のように硬い塊になることがあります。この硬い便の塊が大腸を圧迫して壊死させ、腸壁に穴をあけてしまうのが、「宿便性大腸穿孔」という病気です。

宿便性大腸穿孔は、頻繁に起きる病気ではありませんが、便秘以外の自覚症状がなく、突然の腹部の激痛で発症に気づく怖い病気です。嘔吐や下血を伴うこともありません。激しい痛みによって突然発症することから、緊急手術となるケースも少なくありません。症状によって抗菌薬を投与するか、大腸を取り去り人工肛門をつける手術を行いますが、手遅れとなり死に至るケースもまれにあります。

ちなみに、病名にある「宿便」ですが、腸に穴をあけるほどの医学用語としての宿便と、巷で使われている宿便には違いがあります。インターネットなどで、「宿便とは、腸壁にこびりついている老廃物で、何ヵ月、あるいは何年ものあいだ動かず硬くなった便のこと」などの記述を見かけます。しかし、大腸内視鏡検査を数多く行ってきましたが、腸壁にこびりついているような便は見たことがありません。（三原　弘）

Q36 医師から便秘型の過敏性腸症候群といわれました。どんな病気ですか？

不安や緊張といった精神的なストレスで強い腹痛を伴う便秘を起こす、これが、「便秘型過敏性腸症候群」です。過敏性腸症候群（ＩＢＳ）は、２０１６年に発表されたＲｏｍｅⅣ診断基準で、次のように定義されています。

最近3ヵ月間、1週間に少なくとも1回は腹痛があり、以下の項目中2つ以上が伴うこと。
❶（腹痛は）排便と関係している。
❷排便頻度の変化がある。
❸便形状（外観）に変化がある。
症状の開始が6ヵ月以上前であり、かつ、基準を満たす期間が3ヵ月以上であること。
※がんや炎症などの器質的な疾患は除外する。

つまり、「検査で異常が見つからず、最近３ヵ月間、排便に関係する腹痛をくり返し起こし、それが週に1回以上ある。その状態が半年以上前からある」場合は、IBSと診断されます。IBSは、便通異常（排便頻度や便性状の変化など）があるときの便の形状によって分類され、ブリストル便形状スケール（Q43を参照）1か2の硬便の人は「便秘型」、6か7の下痢便なら「下痢型」、硬便と下痢便が入れ替わる場合は「混合型」です。

IBSの有病率は実に高く、一般人口の15％と推測されており、男女比は約1対2で女性患者が多く、男性は下痢型、女性は便秘型が多いとされています。また、若年層に多く、加齢とともに低下する傾向があることも特徴の一つです。

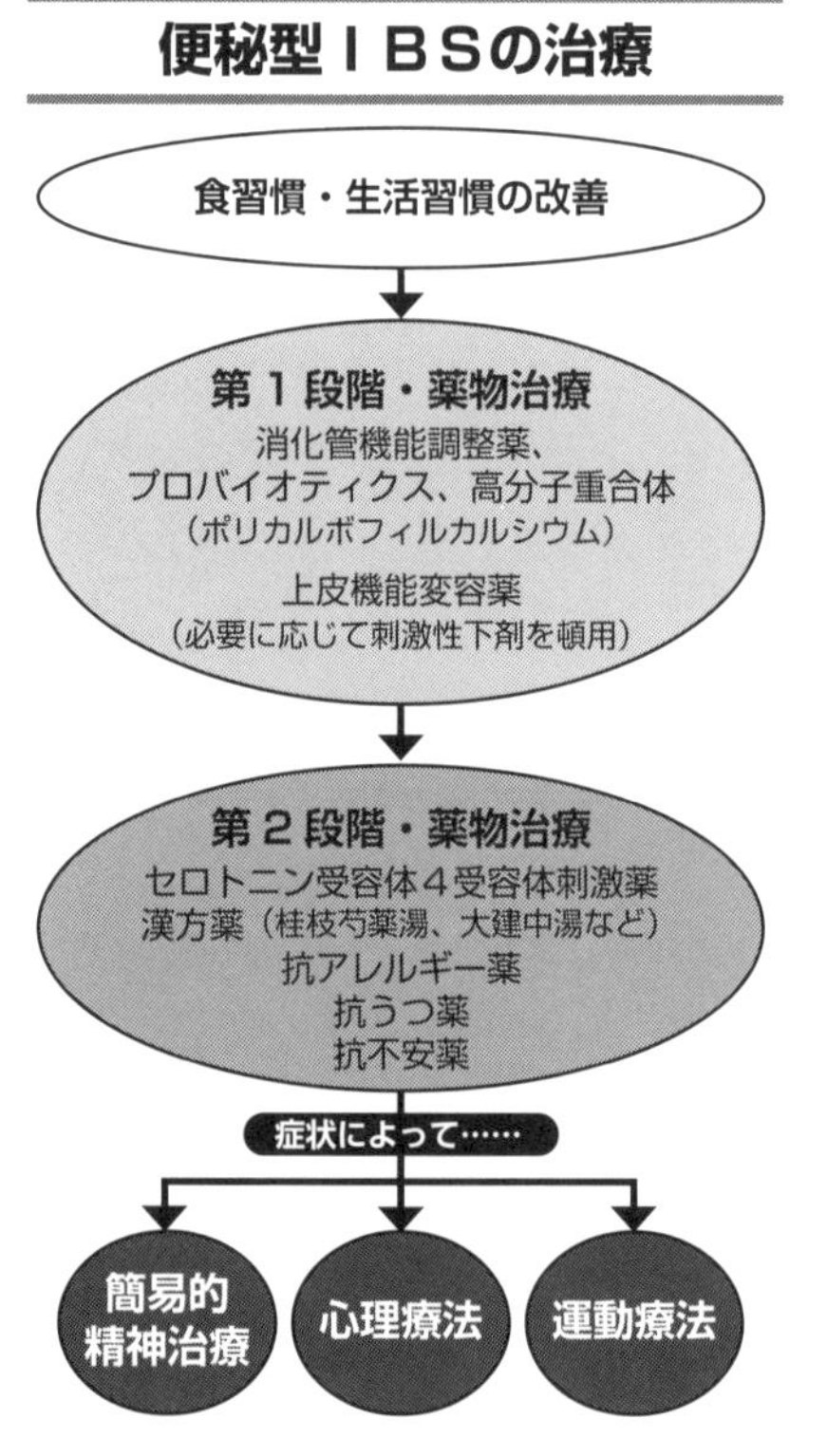

原因としては、「脳腸相関（脳と腸が密接に影響を及ぼし合うこと）」のバランスが恒常的に取れていないことに由来し、心理的異常と内臓知覚過敏が複雑に絡み合って腸管運動異常が

生じていると考えられています。パニック障害を合併している患者さんのケースでは、パニック障害がよくなるとＩＢＳも改善したという報告があり、またストレスや心理的異常のあるＩＢＳ患者さんに、抗うつ薬や抗不安薬を投与すると症状が改善されることから、メンタルの影響が大きな疾患（しっかん）だといえるのです。

ＩＢＳの治療には、まず生活習慣の改善が重要です。バランスよく規則的に３食とり、ストレスをためず、睡眠と休息を十分に取るよう心がけましょう。また、慢性便秘に有効な食物繊維ですが、便秘型ＩＢＳの患者さんは、症状を悪化させてしまう可能性がある不溶性食物繊維と、特におなかの張りを招きやすいＦＯＤＭＡＰ（フォドマップ）（Ｑ94を参照）の摂取には注意が必要です。

生活習慣の改善をしても症状がよくならない場合は、薬物治療を開始します。第一段階の治療薬として、腸の運動を整える「消化管機能調整薬」や「プロバイオティクス」、便の水分量を調整する「高分子重合体」などを用います。便秘型ＩＢＳには、便を軟らかくする「上皮機能変容薬」（Ｑ51を参照）を併用し、頓服（とんぷく）で、刺激性下剤を使うこともあります。これらの薬が効かない場合には、作用機序（薬が治療効果を及ぼすしくみ）の違う薬に変更、または追加し、症状によっては心理療法などを取り入れます。

（中島　淳）

Q37 なぜ過敏性腸症候群で便秘になるのですか？

過敏性腸症候群（ＩＢＳ）の明確な発症メカニズムは、現在のところ解明されていませんが（Ｑ36を参照）、急性胃腸炎にかかった後にＩＢＳを発症しやすいことがわかっています。このことから、感染症によって腸の粘膜が弱くなり、**「腸内バリア」の機能が低下することでＩＢＳが発症する**とも考えられています。

腸内バリアとは、腸内細菌が腸の外にもれないように、腸の内と外を隔てている防御壁のこと。厚さわずか数十ミクロンでありながら、極めて丈夫なたった１枚の膜によって、腸内細菌が体の中に入ってこないように守られているのです。

この丈夫な腸内バリアがごく一部でも破れてしまうと、腸内細菌が腸から漏れ出し、炎症が起きておなかが痛くなります。それだけではありません。腸の中では腸内細菌の数も種類も大きく変化してバランスがくずれ、腸内フローラが悪化します。加えて、蠕動（ぜんどう）運動を助けるセロトニン（Ｑ93を参照）の量を調整してくれる善玉菌の働きも悪くなり、上手にセロトニンの量を調整できなくなります。その結果、少なすぎれば便秘となり、多すぎれば下痢（げり）をくり返すことになってしまうのです。

（中島　淳）

第3章

慢性便秘の検査・診察についての疑問９

Q38 便秘くらいで病院にかかってもいいのでしょうか？

便秘症は他の病気に比べて、一般的に過小評価されてしまいがちです。この質問のように診察を遠慮したり、検査への恥ずかしさなどから受診をためらったりして、病院へ行く決心がつかないまま市販の薬で症状を紛らわせてきたという人も多くいるのではないでしょうか。

しかし、**便秘をそのまま放っておいたことで、便秘の陰に隠れていたがんや腸の炎症といった深刻な病気に気づけなかったということもあるので、便秘の症状に悩まされている人は一度病院を受診することをおすすめします。**

ただし、それが本当に便秘なのかは一度考えたほうがいいでしょう。たとえ排便回数や量が多少減ったとしても、特におなかに違和感がなく無症状のときと比較して変化がないのであれば、問題はありません。便が硬くなっている、便の回数や量が明らかに減っている、排便に時間がかかる、残便感が常にある、といった変化が見られる場合は、排泄(はいせつ)ルートになんらかの異常が起きている可能性があります。

（三輪洋人）

Q39 がんや腸の病気が原因の便秘かどうか心配です。見分けるサインはありますか？

便秘の陰には深刻な病気が潜んでいる可能性がありますが、大腸がんや炎症性腸疾患（クローン病や潰瘍性大腸炎）による器質性狭窄由来の便秘症を見分けるには、主に以下がポイントになります。

★５つのアラームサイン
①発熱・体重減少が認められる
②排便習慣の急激な変化が最近になり認められる
③直腸出血が認められる
④50歳以上である
⑤大腸がんの家族歴（親族や同居者の治療中の病気や既往歴〈病歴〉）がある

これら「５つのアラームサイン」の症状やリスク因子が少なからず認められる人は、がんや炎症などの病気が隠れている可能性があるので、早めに病院で受診をし、医師と相談のうえ、適切な診療を受けるようにしましょう。

（三輪洋人）

Q40 便秘はどの診療科で診察を受ければいいですか？

近年は診療科が細分化し、例えば内科だけでもたくさんの種類が存在しています。そのため、より専門的な治療が受けられるようになった反面、どの診療科に行けばいいのかわからないという人も増えたのではないでしょうか。

便秘にかんしていえば、便秘を専門に扱う「便秘外来」や「排便機能外来」があります。近くに専門外来がない場合は、総合病院やクリニックで受診することができます。**便秘だけが症状の場合は、消化器内科や消化器外科。直腸や肛門の問題では肛門科がそれぞれ診察を担当します。**例えば、排便時にお尻まで便がきているのになかなか出せないといった症状を抱えている人は、肛門科に相談するのがいいでしょう。

ただし、糖尿病や神経疾患、精神科の治療の副作用として便秘になった場合は、まず主治医との相談が必要です。

また、小児の場合は、小児科の先生が診療する場合が多いですが、小児の消化器疾患を担当する小児外科が診察することもあります。

（三輪洋人）

Q41 慢性便秘症にくわしい医師を探すにはどうしたらいいですか？

まずは、ご自宅の近所にかかりつけの病院があれば、その医師に相談してみるといいでしょう。そこで紹介してもらった病院、あるいは専門医を訪ねるというのが手っ取り早い方法です。

かかりつけの医師がいない場合は、インターネットで自分が住んでいる駅周辺に、慢性便秘症を診察してくれる内科や消化器内科、消化器外科、肛門(こうもん)科の病院やクリニックがあるか検索してみましょう。そこでヒットした医院の条件や評判などを見比べたうえで、どこで受診するかを検討してください。インターネットを利用しない人は、本屋さんの医学書コーナーで便秘症関連の本を手に取ってみて、記事やリストの中からお気に入りの医師を探すというのも一つの方法です。

便秘の症状や進行具合によっては、内科ではなく、便秘を専門とする「便秘外来」や「排便機能外来」のある病院やクリニックを探して、そこで専門医に診てもらうのがいいでしょう。

（三輪洋人）

Q42 便秘外来ではどのようなことをするのですか?

便秘で悩んでいる人は実に多く、当院にもたくさんの患者さんが訪れ、排便痛、残便感、腹部膨満感、腹痛など、さまざまな症状を訴えます。

便秘になった人の多くは、まず、ヨーグルトや乳製品をとるなどのチャレンジをしています。効果がないと、今度はサプリメントなどの健康食品を試し、それでもダメなら市販薬でなんとかならないかと試みます。そうこうしているうちに便秘は悪化してしまい、病院での受診を決意したときには、すでに重症化していた……。そんなケースは少なくありません。便秘が重症化すると、生活の質を低下させるだけでなく、より深刻な病気の引き金にもなるため、あなどってはいけません。

しつこい便秘が2ヵ月以上継続したら、医療機関(便秘外来など)を受診したほうがいいでしょう。便秘の原因と、正しい対処法を知るためにもぜひ受診してください。

便秘外来ではまず、**便秘スコア**(Q23を参照)などのツールを使って、便秘の症状や便の形状、使っている便秘薬の種類や使用頻度、使用期間、今までにかかった病気や治療中の病気などについての既往歴や家族歴をしっかりと伺います。

　さらに、「続発性（二次性）」（ほかの病気が原因で引き起こされる疾患）なのか、「原発性」（原因となる病気がない、あるいは原因不明）なのかを鑑別診断するために、腹部を中心とした**触診**をはじめ、必要に応じて、**直腸指診**、**血液検査**や**便検査**、**腹部レントゲン検査**（注腸造影検査）、**腹部エコー**（超音波検査）、**大腸内視鏡検査**、**腹部CT**（コンピュータ断層撮影）／**MRI**（磁気共鳴画像）などの装置を用いて、便秘の原因をきちんと把握します。保険診療の対象ではありませんが、自律神経機能検査や腸内フローラ検査などを加える場合もあります。

　また、特別な検査として、特殊なカプセルを内服し、腸内の通過時間や停滞時間を調べる「**大腸通過時間検査**」や、直腸に疑似便を入れて実際に力んで出してもらい、肛門の機能を検査する「**排便造影**（ディフェコグラフィー）**検査**」があります。いずれも治療方針を決めるのに有効な検査ですが、あくまでも重症の人のための検査です。

　検査の方法を列挙しましたが、いきなりこのような検査をするわけではありません。問診によって、悪性疾患のアラームサイン（Q39を参照）がなく、緊急を要する症状がない場合は、薬物治療と生活改善指導を中心にした治療プランを立てていきます。

　つらい便秘症を改善するためには、今どんな症状で困っているのか、便秘症にくわしい医師にしっかり伝えることが肝心なのです。

（小林暁子）

Q43 初診のとき、医師に何をどう伝えればいいですか？

初診時の問診では、便秘の症状はもちろん、既往歴、常用薬の有無、食事や睡眠時間を含む生活状況などについて質問されるので、答えにつまってしまわないよう、あらかじめまとめておくといいでしょう。

具体的には、「○ヵ月前から」「○年の○月ごろから」といった便秘を発症した時期、「○日に○回」「1週間に○回」といった現在の平均的な排便の回数、便の形状、腹痛や腹部膨満感（ぼうまん）、残便感、食欲不振といった自覚症状、排便時のいきみ、排便に要する時間、便意の有無、便意があってトイレに行っても何も出ないなどの肛門（こうもん）症状などについて聞かれます。

排便回数は、受診を決めた段階からでもかまわないので、記録をつけて確認しておくといいでしょう。また、仕事のある日とない日では回数に違いはあるか、旅行中などに排便がなくなることはあるかといった点も重要な項目です。

そのほか、体重減少、血便、継続する微熱、便が細くなったなどの症状があれば、

ブリストル便形状スケール

タイプ	形状
1	塊が分離した木の実のような便
2	いくつかの塊が結合したソーセージ状の便
3	表面に亀裂の入ったソーセージ状の便
4	滑らかで軟らかいソーセージ状の便
5	塊の縁が鋭く切れた状態の軟らかい便
6	境界がはっきりとしない不定形な便
7	固形物を含まない水様便

※『慢性便秘症診療ガイドライン』より改変

医師に伝えてください。

なお、便の形状について聞かれたさいに、うまく答えられないこともあるかと思います。

そこで便の形状を客観的に評価するために医療の現場で実際に使われている「ブリストル便形状スケール」と呼ばれる基準があるので、上の表を参考にして、自分の日ごろの便の形状が１～７のどのタイプに当てはまるのか調べてみてください。診断のときにそれを伝えていただければ、話がよく伝わるでしょう。

タイプ３～５が健常な便の範囲内で、４が最も健常な状態、タイプ１と２が便秘の便、タイプ６と７が下痢（げり）に当たります。

（三輪洋人）

Q44

慢性便秘症の診察ではどのような検査が行われますか?

便秘症状や病歴などの問診（Q43を参照）を終えたら、いよいよ慢性便秘症の検査に入ります。以下、流れをざっと説明しましょう。

●身体診察

具体的にはおなかの中の便やガスの量、腹部の炎症や腫瘤（できものやコブ、腫れもののこと）がないかを調べます。

便がお尻のところまできていても出せない場合は、直腸診（肛門内診）を行うことがあります。直腸にたま

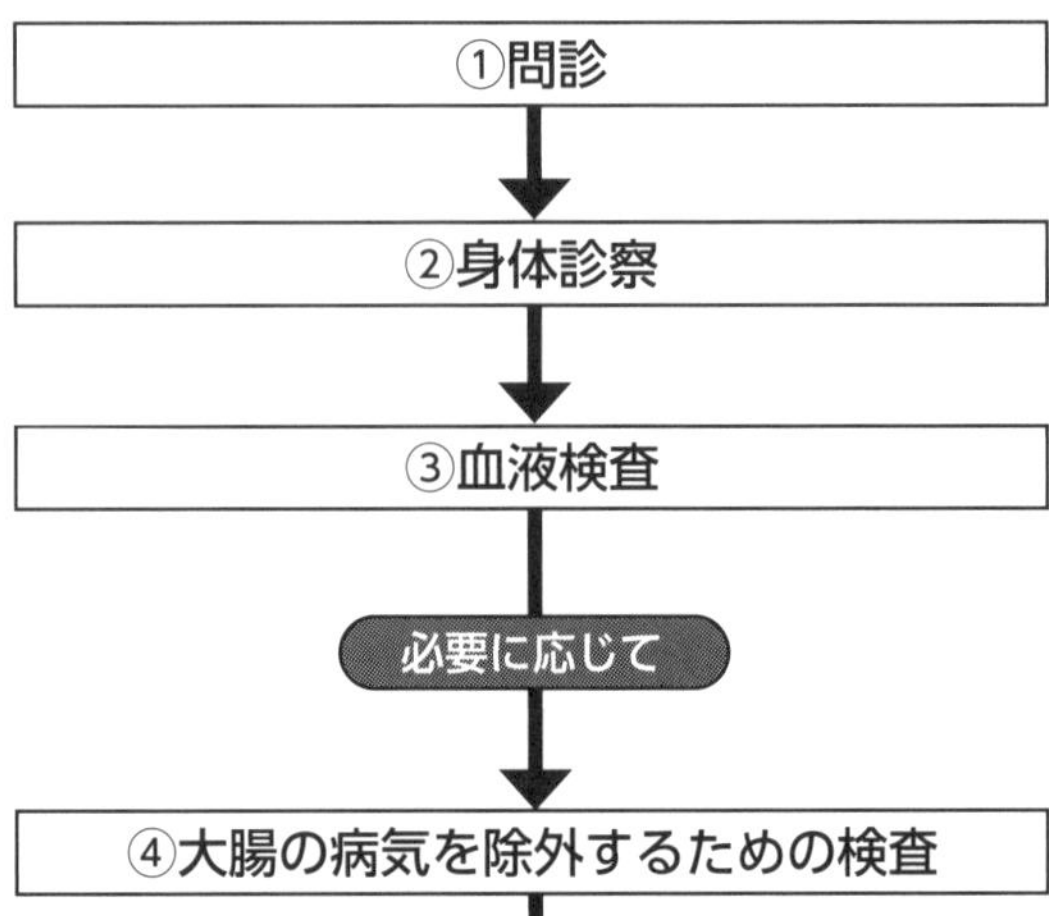

った便のようす、直腸粘膜や肛門の状態、肛門括約筋の収縮を確認します。

●血液検査

必要に応じて血液採取を行い、便秘の原因の疾患が隠れていないか検査します。

便秘の原因の中でも重要な甲状腺刺激ホルモン（ＴＳＨ）や血清カルシウム濃度を測定し、酸化マグネシウム製剤を内服中の患者に対しては血液中濃度を調べます。

●便検査

ここから先は必要に応じての検査となります。

便検査では大腸腫瘍や炎症が存在しないかを調べます。腫瘍や炎症からもれ出した血液成分（ヘモグロビン）が便にまじっていないか検査します。

●レントゲン検査

腹部のレントゲン検査では、便の性状と量、ガスの量を確認します。

ストレスによるけいれん性便秘や便秘型ＩＢＳ（過敏性腸症候群）の場合は、けいれんした腸管と少量のコロコロ便が、直腸性便秘の場合は、便意を感じていない状態で直腸にたまった便が確認されます。

なお、姿勢を変えてレントゲン画像を撮影すると、腸の形状についても調べることができます。

腹部のレントゲン検査

●正面像（立位）

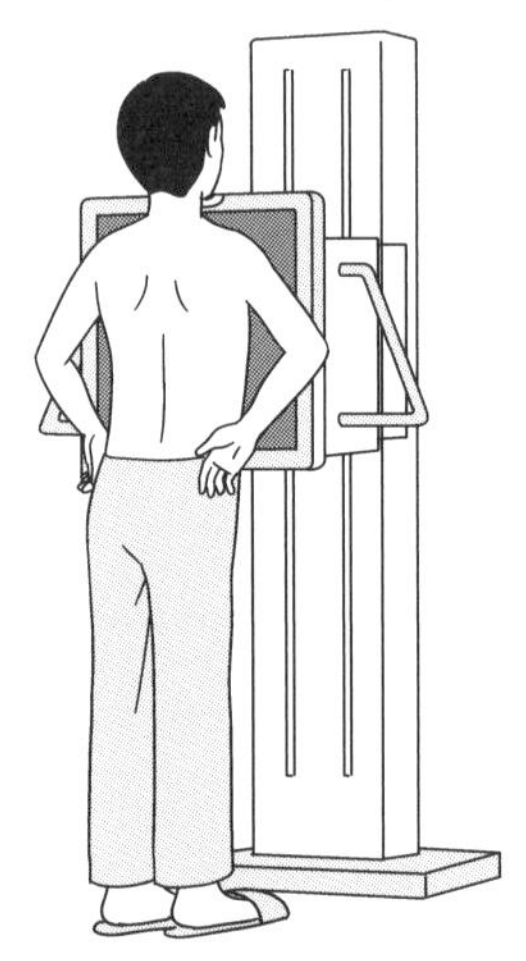

●側面像（立位）

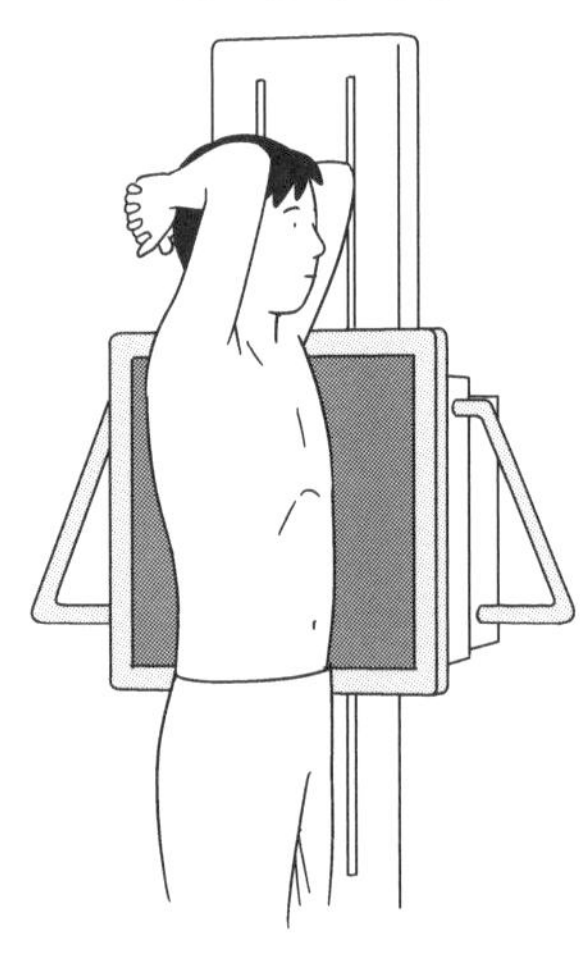

※イメージ図のため、検査時の姿勢などは病院によって異なります

●大腸内視鏡検査

がんをはじめとする腫瘍や炎症といった病気の可能性がある場合、大腸内視鏡検査を行います。次ページでくわしく説明しますが、先端にカメラのついた直径10～13ミリの内視鏡を肛門から挿入し、大腸全体の様子を観察します。内視鏡で撮影した映像がモニターに映され、医師は画面越しに内視鏡を操作します。

●その他

肛門付近まで便が下りてきているのになかなか排出できないという排出障害の場合、肛門科の専門的検査として排便造影検査、バルーン排出検査、直腸肛門内圧検査が行われます。

（三輪洋人）

Q45 大腸内視鏡検査はどのようなときに行われますか？

大腸内視鏡検査

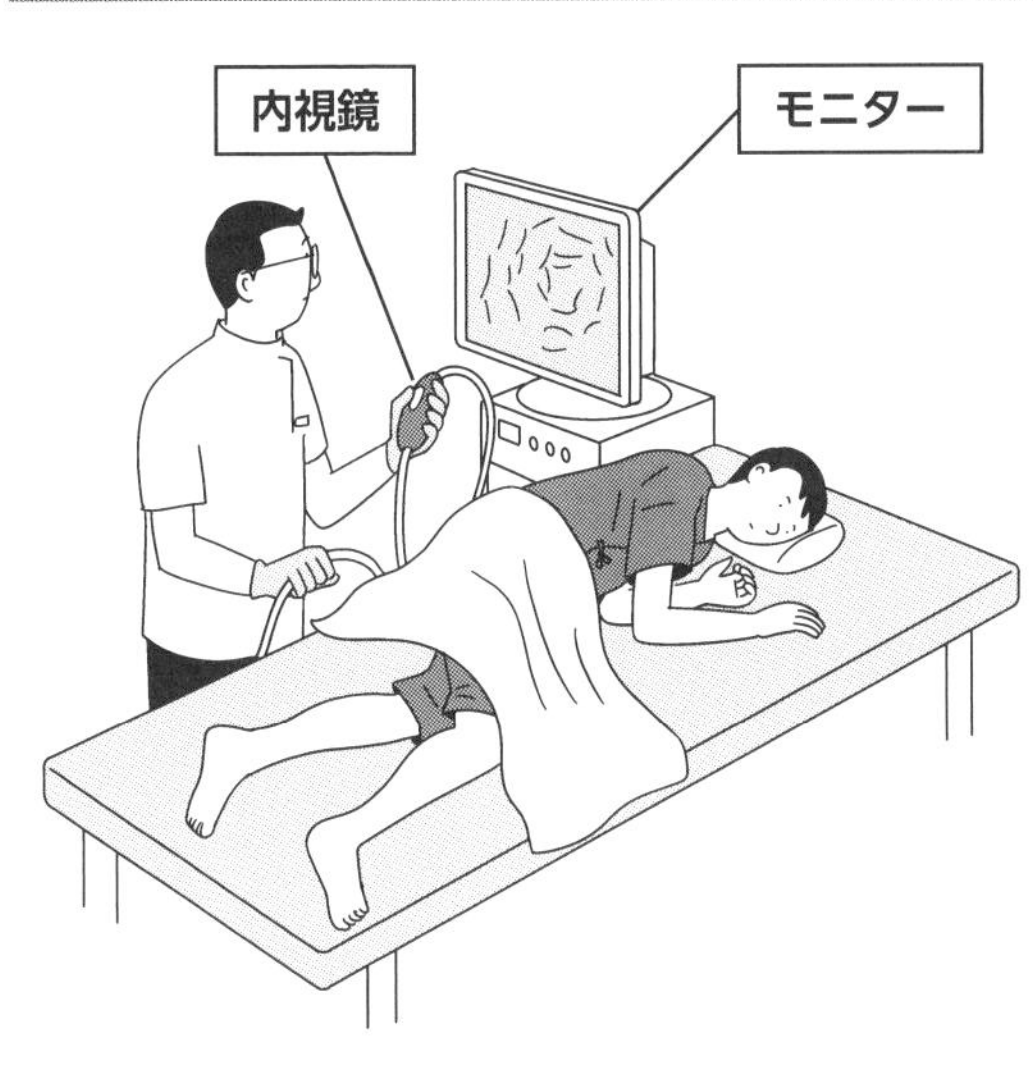

がんなどの腫瘍（しゅよう）や炎症といった器質性疾患（しっかん）の可能性がある場合、最初に行われるのが大腸内視鏡検査です。

具体的には「５つのアラームサイン」（Q39を参照）で示した警告症状や危険因子が認められた場合、そのリスクを確認するために大腸内視鏡検査を行います。

検査は、前日から食事制限をし、下剤などで大腸内の便をすべて排出するという前処置が必要です。肛門（こうもん）から先端にカメラのついた内視鏡を挿入し、大腸全体の様子を観察します。

（三輪洋人）

Q46 大腸内視鏡検査は痛くないですか？

大腸内視鏡検査に対して、漠然と「痛い」「怖い」といったイメージを抱いている人は多いでしょう。また、実際に検査を受けて、痛い思いをし、苦手意識を持っている人も少なくないようです。

検査のさいに感じる痛みは、内視鏡が腸内のどこかに引っかかってしまい、腸や腸間膜を伸ばして破れそうになっているというサインでもあります。痛みがあるからといって麻酔をしてしまうと、検査中のそういったサインに気づくことができなくなってしまいます。また、麻酔そのもののリスクも考えなければなりません。

久里浜医療センターの内視鏡部長である水上健（みずかみたけし）先生は、直腸から約２００ミリリットルの水を注水し、残った空気を抜くことで腸を伸ばさずに挿入できる「浸水法」を開発しました。この方法によって、麻酔を使わなくても苦痛が少ない検査を実現させています。麻酔を使わないことで検査中の会話が可能となり、緊張によって起こる腸の運動をリアルタイムで見ることもできます。ただ、最近では痛みや不安感などを軽減する目的で、麻酔を使用する施設や病院が増えてきています。

（三輪洋人）

第4章

慢性便秘の
内服薬についての疑問 15

Q47 慢性便秘症ではどんな薬を使いますか？

慢性便秘症で使用する内服薬は、その作用機序によって分類できます。医師は、患者さん一人ひとりの病態によって、薬の種類を選び、その効きめによっては量を増減したり、種類を替えたり、数種類の薬を組み合わせたりするなどの調整を行います。

- 浸透圧性下剤……腸内の浸透圧を上げて、腸内の水分を増やして便を軟らかくする。
- 刺激性下剤……大腸で水分を分泌し、強制的に大腸を動かす。
- 膨張性下剤……大腸で水分を含んでふくらみ、便のカサを増やす。
- 消化管運動賦活薬……腸管運動を促進する。
- 上皮機能変容薬……小腸や大腸から水分を大量に出し、自然な排便を促す。
- 胆汁酸トランスポーター阻害薬……体内の便秘薬ともいえる胆汁酸を活用する。
- 消化管μオピオイド受容体拮抗薬……オピオイド誘発性便秘症の治療薬。
- 高分子重合体……過敏性腸症候群（IBS）の治療薬。

このほか、生薬の合剤である漢方薬や坐剤、浣腸による外用薬を使った治療を行うこともあります。

（中島　淳）

Q48 慢性便秘症の薬の種類と効果を教えてください。

便秘治療薬には、作用のしくみによってさまざまな種類があります。

日本では長らく、便秘薬といえば、酸化マグネシウムかセンナでしたが、2012年に32年ぶりに新薬が出て以降、世界基準の薬が次々に使用可能となっています。それぞれの薬の特徴を知り、症状に合わせて使い分けることが大切です。（中島　淳）

主な便秘症治療薬

●図の見方

種類
一般名
主な商品名
特徴

浸透圧性下剤				
塩類下剤		糖類下剤		高分子化合物
酸化マグネシウム		ラクツロース		ポリエチレングリコール
酸化マグネシウム	ミルマグ	モニラック	ラグノスNF経口ゼリー	モビコール
⇒日本では慢性便秘症において最も使用される薬。浸透圧で腸に水分を引き込むことで便を軟らかくする。高マグネシウム血症に注意が必要。		⇒浸透圧で腸に水分を引き込むことで便を軟らかくする。	⇒浸透圧で腸に水分を引き込むことで便を軟らかくする。副作用がほとんどない。効果発現までに時間がかかる。	⇒浸透圧で腸に水分を引き込むことで便を軟らかくする。欧米では第一選択薬。小児にも使用できる。効果発現までに時間がかかる。

上皮機能変容薬	
ルビプロストン	リナクロチド
アミティーザ	リンゼス
⇒小腸から水分を分泌させ排便を促進させる。炎症を抑える。エビデンスが豊富で、用量調整に優れている。	⇒小腸から水分を分泌させ排便を促進させる。痛覚過敏を改善する。

胆汁酸トランスポーター阻害薬
エロビキシバット
グーフィス
⇒胆汁酸を大腸に多く流すことで、水分の分泌と大蠕動を促進する。

刺激性下剤					
アントラキノン系下剤				ジフェニール系下剤	
センノシド		センナ		ピコスルファートナトリウム	
センノサイド	プルゼニド	センナ	アローゼン	ラキソベロン	シンラック
⇒作用が強力。胃や小腸を通過し大腸に到達して、大腸の神経に働きかけ強制的に大腸を動かすとともに水分を分泌させる。習慣性、依存性、薬剤耐性に注意が必要。大腸黒皮症に注意が必要。				⇒アントラキノン系下剤と同様の効果。同様の注意が必要だが、大腸黒皮症は起こらない。	

消化管μオピオイド受容体拮抗薬
ナルデメジントシル酸塩
スインプロイク
⇒オピオイド(がんなどの痛みを伴う病気に使われる医療用麻薬)による便秘の特効薬。

膨張性下剤
カルメロースナトリウム
バルコーゼ
⇒水分を吸収してふくらみ腸を刺激して排便を促す。

高分子重合体（過敏性腸症候群治療薬）	
ポリカルボフィルカルシウム	
コロネル	ポリフル
⇒水分を吸収してふくらみ、腸を刺激して排便を促す。過敏性腸症候群(IBS) の基本的な治療薬。	

Q49 酸化マグネシウムを毎日飲んでいますが副作用はありませんか？

酸化マグネシウムは、日本で最も多く処方されている便秘薬です。その歴史は古く、１８２３年にシーボルトが日本に持ち込んだ下剤の一つです。『慢性便秘症診療ガイドライン』において、エビデンスレベル（科学的な根拠の信頼度）Aに位置づけられ、便秘症に対して最初に使うべき薬剤とされている「浸透圧下剤」に分類されます。

酸化マグネシウムは、刺激性下剤に比べると効きめが穏やかで、おなかが痛くなることもほとんど見られず、習慣性や依存性もないとされていますが、**注意すべき副作用として、「高マグネシウム血症」があります。**血中のマグネシウム濃度が高くなり、ふらつきや倦怠感を初期症状として、筋力低下、血圧低下、意識障害、意識消失などを引き起こし、まれに死に至るケースもあります。特に、高齢者や腎臓に病気がある人はかかりやすく注意が必要です。高マグネシウム血症は、意識消失といった重篤な症状が現れるまで気がつかないことが多いため、服用中は、医師に指示された用量を守り、定期的にマグネシウム測定を受けることが大切です。

（中島　淳）

Q50 センナは長期間使わないほうがいいといわれましたが、なぜですか？

センナは、アフリカのナイル川中流地域原産のアレキサンドリア・センナという植物の主成分で、ヨーロッパでは紀元前から下剤として使われてきました。日本でも、古くから処方されてきたおなじみの便秘薬です。

『慢性便秘症診療ガイドライン』において、エビデンスレベルBに位置づけられ、頓用（痛みなどの症状が出たときに、一時的に薬を用いること）または短期間の投与が提案されている「刺激性下剤」に分類されます。

センナを含む刺激性下剤は、女性の生理前や、旅行に伴う便秘などの急性便秘に適した薬で、慢性便秘症でも、たまってしまった硬い便をリセットするために使われる場合がありますが、あくまでも**一時的に使うための薬**です。なぜなら、刺激性下剤には、「薬剤耐性」があるからです。薬は基本的には、同じ薬を同じ量投与すれば、同じ効果が得られますが、薬剤耐性のある薬は、くり返し投与しているうちに急速に効果を失っていくのです。はじめのうちは決められた用量を守っていても、やがて効き

刺激性下剤の常用（連用）から始まる負のスパイラル

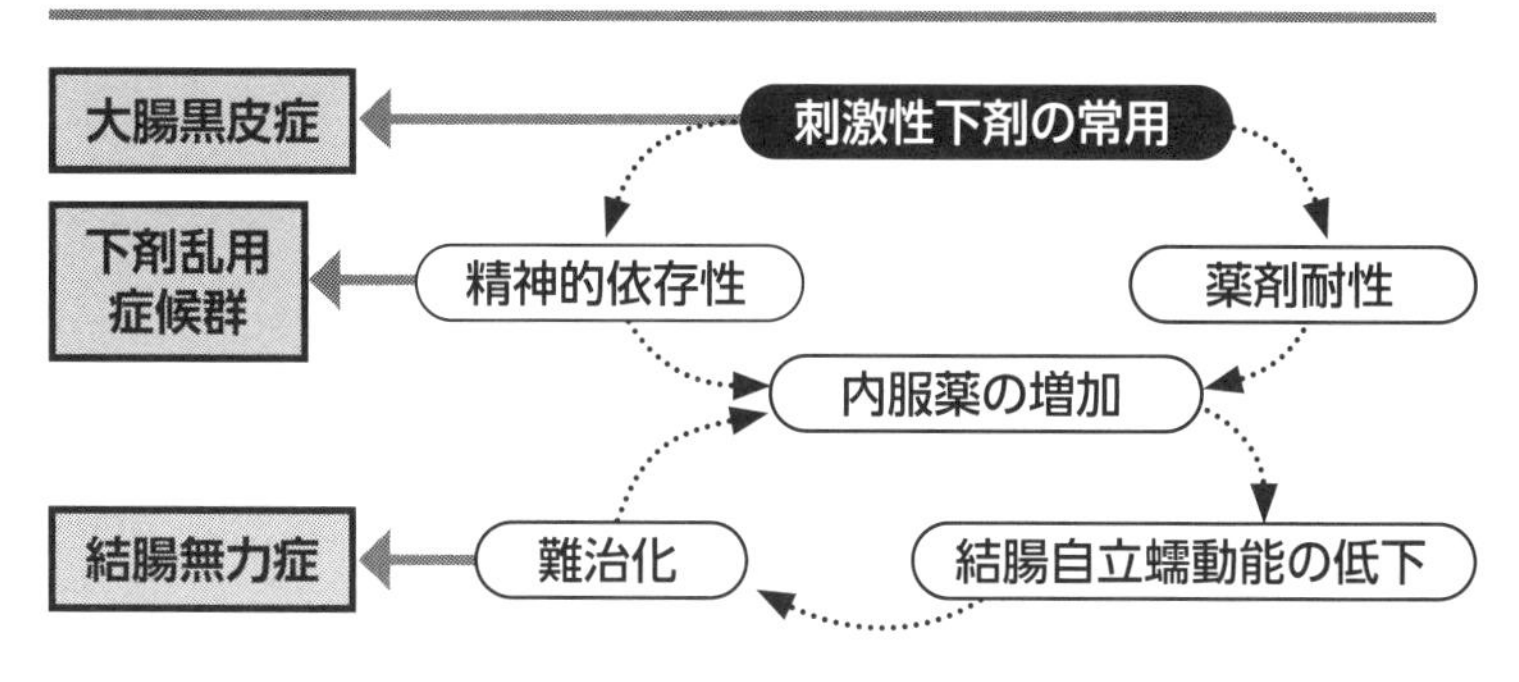

めが悪くなってくるので、同じ効果を得るためには薬の量を増やすしかありません。しかし、量を増やしても、じきに効果が薄れ、さらに量を増やすことになります。こうして、悪循環に陥ってしまうのです。

また、刺激性下剤には、飲むことがクセになってしまう「習慣性」と、飲まないといられなくなってしまう「依存性」があることが指摘されています。

そして、**大量に飲みつづけると大腸が動かなくなってしまいます。**大腸の本来の働きを、外から入ってきた下剤が代行することで、みずから動く必要がなくなり、しだいに使わない筋肉が衰えていくように、大腸の機能は徐々に低下し、動きが悪くなっていきます。センナを使えば使うほど、腸の動きは悪くなり、センナを使いすぎてしまった腸は緊張を失ってダラーッと弛緩（しかん）し、便に対して直腸が反応しなくなる「結腸無力症」に陥ることもあります。

（中島　淳）

Q51 ルビプロストン（アミティーザ）を処方されましたが、どんな薬ですか？

ルビプロストン（商品名アミティーザ）は、2012年に日本で32年ぶりに発売された新薬で、『慢性便秘症診療ガイドライン』において、エビデンスレベルAに位置づけられ、浸透圧性下剤と同じ、最も高い推奨度1の「上皮機能変容薬」に分類されます。ルビプロストンは、世界初のCIC-2チャネル活性化剤（クロライドチャネルアクチベーター）で、従来の下剤とは異なるしくみで便秘を改善する画期的な薬です。

作用機序は、小腸粘膜上皮にある、CIC-2クロライドチャネルを活性化させ、腸管内への水分の分泌（ぶんぴつ）を促進し、便を軟らかくして腸管内の輸送性を高めます。

私たちが下痢（げり）をするのは、体から分泌された水分が便に混じって軟らかくなるから……ではありません。小腸から大腸へ送り込まれる内容物は、もともとジャブジャブの液状です。その状態の内容物を大腸で水分を吸収しながらこねてちょうどいい硬さの便にするのですが、その水分を大腸が吸収できないまま排出された状態が下痢です。

ルビプロストンは、小腸の末端で少しだけ水分のバランスを変えて、ふつうよりも水分が多めの状態にして大腸に送り込むため、便を軟らかくし、便の滑りをよくすることで患者さんの自然な排便を促します。また、水分負荷がかかることにより、生理的な大腸の蠕動運動を活発化させる効果もあります。日本での臨床実験でも、長期（48週）にわたって、自然排便回数と便の硬さを改善する、高い効果が認められています。

ルビプロストンの作用機序

小腸粘膜上皮にあるクロライドチャネルを活性化
↓
小腸内の水分分泌が促される
↓
小腸から大腸へ送られる内容物の水分が多くなる
↓
水分が多い軟らかい便となる
水分の多い便は容積が大きくなり、腸管が刺激される
↓
自然な排便が促される

既存薬で十分な効果が得られなかった重症便秘の方にも幅広く効果を示すため、ルビプロストンに置き換えることで、長期間連用していた緩下剤の中止や減量が期待できます。

薬剤の効果が強く出現するため、下痢や吐きけをもよおすことがあります。特に、便秘薬の服用経験がない人は、まずは少量から始め、徐々に増量していくと副作用が出にくくなります。そのほか、深刻な副作用は報告されていませんが、高齢者や腎機能障害、肝機能障害のある人には、慎重に投与します。また、妊婦や妊娠の可能性のある人、器質的な腸閉塞を伴う場合は使用を避けます。

（中島　淳）

Q52 効果と安全性の高い新薬があるそうですが、どんな薬ですか？

ルビプロストン（Q51を参照）と同じ上皮機能変容薬に分類される新薬に、リナクロチド（商品名リンゼス）があります。小腸や大腸の上皮にあるグアニル酸シクラーゼCを活性化させ、腸管内への水分の分泌を促進し、便を軟らかくして腸管内の輸送性を高めます。加えて、便秘に伴う腹痛（内臓痛）を改善する効果があります。腹痛を特徴とする便秘型IBS（過敏性腸症候群）にのみ保険適用でし

リナクロチドの作用機序

腸管上皮にあるグアニル酸シクラーゼＣを刺激する

↓

クロールイオンが腸管内に移動

↓

腸管内の電化を合わせるために
ナトリウムイオンが腸管内に移動

↓

クロールイオンとナトリウムイオンが
合わさって塩化ナトリウムとなる

↓

腸管内の浸透圧が亢進し、
上皮細胞内の水分が腸管内に移動

↓

水分が多い軟らかい便となる
水分の多い便は容積が大きくなり、腸管が刺激される

↓

自然な排便が促される

エロビキシバットの作用機序

小腸末端の胆汁酸トランスポーターを阻害

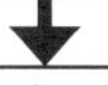

胆汁酸の再吸収が抑制される

大腸に流入する胆汁酸が増加する

胆汁酸が大腸に水分を分泌させる
消化管運動を促進させる

水分が多い軟らかい便となる
水分の多い便は容積が大きくなり、腸管が刺激される
蠕動運動が活性化する

自然な排便が促される

たが、２０１８年に慢性便秘症にも保険が適用されました。

エロビキシバット（商品名グーフィス）も、「**胆汁酸トランスポーター阻害薬**」といわれる優れた新薬です。体内の便秘薬ともいわれる胆汁酸は、小腸でその95％が吸収されてしまいますが、残りの５％が大腸まで届き、大腸を動かし粘液の分泌を促しています。便秘の人は胆汁酸が不足していますが、エロビキシバットは、小腸で胆汁酸が吸収されるのをごく一部妨げ、大腸まで届く量を増加させ、その不足分を補うように働きます。下痢などの副作用が少ないことも報告されています。（中島　淳）

Q
53

長い間、市販の便秘薬を使っていますが問題ありませんか?

薬局で購入できる市販の便秘薬には、刺激性下剤が含まれたものが多数あります。刺激性下剤には、飲むことがクセになってしまう「習慣性」、肉体的にも精神的にもその薬なしにはいられなくなる「依存性」、くり返し飲んでいるうちに効きめが薄れていく「薬剤耐性」があるので注意が必要です。

名前だけでは、刺激性下剤が入っていることがわかりにくい便秘薬もあるので、成分表までしっかりチェックすることが大切です。

(三原 弘)

第2類・第3類医薬品の下剤など
(配合によって重複あり)

塩類下剤	酸化マグネシウムE便秘薬/コーラックMg/スルーラック デルジェンヌ/スラーリア便秘薬 など
膨潤性下剤	ウィズワン/コーラックファイバー/サトラックス など
浸潤性下剤	コーラックⅡ/サトラックスエース/新ビオミットS/コーラックファースト など
ピコスルファート	新サラリン/スルーラックS/コーラックソフト/ビオフェルミン便秘薬/コーラック/カイベールC/ビタトレールストレナールS/新ビオミットS/スリムラック/ウエストンピンク など
センナ	本草センナ顆粒/井藤漢方センナ錠Ⅰ/皇漢堂センナ錠/ビタトレール センナ顆粒/ベクニスドラッジェ/カイラックス/新大草 延寿丸/ウエストンS など約100種類
大黄含む漢方	タケダ漢方便秘薬/皇漢堂漢方便秘薬/センナ大黄甘草便秘錠/コッコアポ/ナイシトールなど

※浸潤性下剤、ピコスルファート、センナ、大黄には大腸を刺激する成分が含まれています

Q54 刺激性下剤を飲みすぎると、どんな副作用がありますか？

刺激性下剤には、強力な排便作用から便秘薬として使いやすさがあるいっぽう、長期連用で**大腸の蠕動運動が低下して「難治性便秘」となる可能性が指摘されています。**

刺激性下剤の中でも、日本では多く用いられるセンナ、センノシド、アロエなどの「アントラキノン系」の下剤を長期にわたって服用していると、**「大腸黒皮症」を招くことがあります。その名のとおり、大腸の粘膜が真っ黒に変色する状態です。**一般的に黒皮症（メラノーシス）とは、メラニン色素の沈着によって皮膚が黒くなることを指しますが、大腸黒皮症は、メラニンが原因ではないことから、「偽メラノーシス」ともいわれます。原因は、アントラキノン系の刺激性下剤によって、粘膜の細胞がダメージを受けた結果、リポフスチンが沈着して粘膜が真っ黒く変色してしまうのです。

大腸黒皮症に自覚症状はなく、腸が黒くなることと、腸管運動の低下は、必ずしも連動はしませんが、**腸管の粘膜が傷ついて変性している状態です。医師に相談のうえ、刺激性下剤の減量をめざしてください。**

（中島　淳）

Q55 便秘の薬はいつまで飲みつづければいいのですか？

便秘症の薬をいつやめるか。それは、症状が改善して薬が余ってきたときです。

疫学調査では、便秘症は加齢とともに増加し、特に75歳を境に男女ともに著しく増加します（Q10を参照）。原因は、加齢によって腸の働きが弱まり、腸管内での便の移動が低下すること、さらに、腹筋の力も衰えて排出の力も低下するためです。したがって、何もしなければ、加齢によって便秘が悪化することはあっても改善する可能性は低いといえます。しかし、**生活習慣を見直し、改善することによって、便秘症の薬を減らしていくことは可能**です。適度に運動をする。食物繊維と水分を十分にとり、適度に脂肪もとる。ストレスをためないようにしてリラックスする。睡眠を十分に取る。これらを毎日心がけることにより、症状の改善が見られれば、徐々に薬の量を減らして、完全に飲まずにいられるようになることも夢ではありません。

また、刺激性下剤を服用されている方は、依存性があるので注意が必要です。優れた新薬が続々と使用可能になってきているので、医師と相談しながら薬を上手に取り入れつつ、生活習慣の改善を軸に置き、薬の中止をめざしていきましょう。（中島　淳）

Q56 便秘の薬を減らすにはどうすればいいですか？

生活習慣改善のための指導内容

しっかり３食摂取
食事は胃を刺激して排便促進シグナルを送る（胃結腸反射）⇒特に朝食は、大腸を目覚めさせる重要な合図

十分な睡眠時間
大腸は就寝中に翌朝の排便準備をしている⇒睡眠不足の人に便秘症患者は多い

食物繊維が多く、脂肪分が少ない食事
食物繊維は、大腸によい刺激を与え排便を促す⇒多脂肪食は、大腸の運動を抑制する。ただし、適度な脂肪は必要

腸内細菌の改善
腸内細菌バランスの改善が、便通促進に働く⇒ヨーグルトや乳酸菌飲料などを試してみる

電解質やビタミン
カリウム不足は消化管の運動を低下させる⇒ビタミンB_1、C、Eの欠乏が関与する

規則正しい生活時間
生活リズムは自律神経活動に深く関与⇒起床、食事、就寝の時間を規則的にする

適度な水分摂取
水分摂取が少ない人に便秘症患者は多い⇒1日2リットルを目標に水分をとる

便意を我慢せず、すぐにトイレへ
便意を感じたら我慢をせずトイレへ行く⇒便意がなくても毎朝5分間は排便を試みる

適度なエクササイズと、その後の休憩
適度な運動の後で十分休憩したときに、大腸は活発に動く⇒運動後にゆっくり休息を取らないと排便は促進されない

自分の時間を作り、リフレッシュメント
ストレスは便秘症の原因であり、増悪因子でもある⇒積極的に自分の時間を作り、悩みや不安を軽減する

便秘治療の基礎といえる、「生活習慣の改善」が大切です。私が患者さんに指導している内容を紹介します。理由を理解し、できることから実践してください。

刺激性下剤を、長期（1年以上）連用している方は、医師への相談をおすすめします。専門医の管理のもとで、作用機序の違う薬を併用しながら、刺激性下剤を徐々に減量していくことになります。（中島　淳）

Q57 自分が下剤依存症ではないか心配です。確かめる方法はありますか？

下剤依存には、便秘の苦しみを恐れて定期的に摂取するケースから、ひどい場合は毎日、大量摂取するケースまで幅広く見られます。特に刺激性下剤は依存のリスクが高く、使用量がどんどん増えていく傾向にあり注意が必要です。

若い女性においては、ダイエット目的で刺激性下剤を使用しはじめ、使用量が増加する例も多く、下剤使用に伴うリスクに対しての啓蒙が必要と思われます。

あなたが下剤依存症になっていないか、その依存度をチェックしてみましょう。

【下剤依存度チェック項目】

①刺激性下剤を飲むことに抵抗はない。

②週に2回以上刺激性下剤を使用している。

③刺激性下剤を飲むと多少腹痛はあるが気になるほどではない。

④刺激性下剤の飲む量をだんだん増やさないと効かないと感じる。

⑤刺激性下剤を飲まないでいると4日以上便が出ない。

⑥いつも便が出きった感じがなく、おなかの張りがある。
⑦便がきちんと出るかどうかがいつも気になっている。
⑧便秘が続くと体重が増えるのではないかと気になっている。
⑨市販の刺激性下剤を10錠以上飲むことがある。
⑩刺激性下剤を毎日飲むのが当たり前になっている。
⑪刺激性下剤を5年以上使いつづけている。
⑫刺激性下剤を飲まないと便意が起こらない。
⑬刺激性下剤を飲まないと全く排便できない。

軽症：チェック項目2個以下
中等症：チェック項目3～5個
重症：チェック項目6個以上
⑨～⑬を一つでも含む場合はすべて重症

中等症、重症に該当する人は、そのまま服用を続けると、腸管拡張や伸張などの形態変化、大腸黒皮症（Q50、Q54を参照）などのさまざまなリスクが高まります。医師に相談して、刺激性下剤の減量をめざしましょう。

（小林暁子）

Q 58 便秘薬以外で慢性便秘の人が注意すべき薬はありますか？

薬の副作用で慢性便秘を引き起こす薬剤は、多数あります。これを「薬剤性便秘」といいます。特に、「抗コリン作用」を持つ薬剤は、高頻度に便秘を引き起こします。抗コリン作用とは、副交感神経の活動を活発にするアセチルコリンの作用を抑えることで、消化器官などの運動亢進（病態が高ぶり進むこと）に伴う痛みやけいれんなどを抑える作用のことです。**この抗コリン作用によって、大腸の蠕動運動や、腸液分泌も抑制されてしまい、便秘を引き起こします。**下痢止めや胃薬、気管支吸入薬、頻尿改善薬、多汗症治療薬、第一世代の抗ヒスタミン薬などが該当します。また、精神疾患の治療薬も、多くの場合、抗コリン作用を持っており、特に三環系抗うつ薬は、抗コリン作用が強く便秘の副作用も強いといえます。そのほかにも、降圧薬のカルシウム拮抗薬や利尿薬、貧血治療に用いる鉄剤なども便秘の副作用が報告されています。

便秘で悩んでいる方は、まずは主治医に相談してみましょう。治療中の病気が最優先ではありますが、薬の種類を変えるなど対応ができるケースもあります。（中島　淳）

慢性便秘を起こす薬剤

薬剤種	薬品名	作用・特性
抗コリン薬	アトロピン、スコポラミン／抗コリン作用を持つ薬剤（抗うつ薬や一部の抗精神病薬、抗パーキンソン病薬、ベンゾジアゼピン、第一世代の抗ヒスタミン薬など）	⇒消化管運動の緊張や蠕動運動、腸液分泌の抑制作用
向精神薬	抗精神病薬／抗うつ薬（三環系、四環系抗うつ薬、選択的セロトニン再取り込み阻害薬、セロトニン・ノルアドレナリン再取り込み阻害薬、ノルアドレナリン作動性・特異的セロトニン作動性抗うつ薬）	⇒抗コリン作用 ⇒四環系よりも三環系抗うつ薬で便秘を引き起こしやすい
抗パーキンソン病薬	ドパミン補充薬、ドパミン受容体作動薬／抗コリン薬	⇒中枢神経系のドパミン活性の増加や、ACh 活性の低下作用 ⇒抗コリン作用
オピオイド	モルヒネ、オキシコドン、コデイン、フェンタニル	⇒消化管臓器からの消化酵素の分泌抑制作用、蠕動運動抑制作用 ⇒セロトニンの遊離促進作用
化学療法薬	植物アルカロイド（ビンクリスチン、ビンデシン）／タキサン系（パクリタキセル）	⇒末梢神経障害や自律神経障害 ⇒薬剤の影響とは異なりがん治療に伴う精神的ストレス、摂取量の減少、運動量の低下なども関与
循環器作用薬	カルシウム拮抗薬／抗不整脈薬／血管拡張薬	⇒カルシウムの細胞内流入の抑制で腸管平滑筋が弛緩する
利尿薬	抗アルドステロン薬／ループ利尿薬	⇒電解質異常に伴う腸管運動能の低下作用 ⇒体内の水分排出促進作用
制酸薬	アルミニウム含有薬（水酸化アルミニウムゲルやスクラルファート）	⇒消化管運動抑制作用
鉄剤	フマル酸第一鉄	⇒収斂（収縮）作用で蠕動運動の抑制作用
吸着薬、陰イオン交換樹脂	沈降炭酸カルシウム／セベマラー塩酸塩／ポリスチレンスルホン酸カルシウム／ポリスチレンスルホン酸ナトリウム	⇒排出遅延で薬剤が腸管内に蓄積し、二次的な蠕動運動阻害作用
制吐剤	グラニセトロン、オンダンセトロン、ラモセトロン	⇒5-HT_3拮抗作用
止痢薬	ロペラミド	⇒末梢性オピオイド受容体刺激作用

※『慢性便秘症診療ガイドライン』より改変

Q 59

妊娠してから便秘になったのですが、便秘薬を服用しても大丈夫ですか？

妊娠すると、胎盤から分泌（ぶんぴつ）される女性ホルモン「プロゲステロン（黄体（おうたい）ホルモン）」によって腸の蠕動（ぜんどう）運動が抑制され、便秘になりやすくなります。妊娠後期では大きくなった子宮に腸管が物理的に圧迫されることで、妊婦の約半数に便秘の症状が現れています。

多くの場合、第一選択肢になるのは、酸化マグネシウムです。穏やかに効きめが現れ、腹痛を起こしにくい薬です。ただし、あくまでもすべての薬には、胎児になんらかの悪影響を及ぼす可能性がゼロではありません。自己判断での服用は避け、まずは、産科の先生に相談しましょう。腹痛が伴う場合などは特に、妊娠合併症による可能性もあります。

（中島　淳）

妊婦の便通異常に安全に投与可能な薬剤

浸透圧性下剤	酸化マグネシウム	⇒安価で、自己調節が可能
	ポリエチレングリコール	⇒安全で有効だが、薬価が高い
刺激性下剤	ピコスルファートナトリウム	⇒重症な場合の一時的な使用に限る
漢方薬	大建中湯	⇒酸化マグネシウムと同等に有効

※『臨床雑誌 内科』Vol.126より改変

Q60 慢性腎臓病で便秘に悩んでいますが、便秘薬で気をつけることはありますか？

慢性腎臓病で治療中の患者さん、特に透析を必要としている人に多く便秘が見られます。「食事の制限」「薬剤の影響」「腸管血流障害」「神経障害」「透析の影響」「腸内細菌叢の悪化」など複数の要因が関係していると考えられます。

便秘が慢性腎臓病の進行を早める可能性や、便秘の重症度と肝機能低下の相関性が報告されており、特に、透析患者の便秘は、消化管に穴があく「消化管穿孔」や「腸閉塞（イレウス）」、血流障害によって腸管の炎症を引き起こす「虚血性腸炎」などの重篤な合併症の要因にもなるため、適切な排便管理がとても重要なのです。

注意が必要な便秘薬に、「酸化マグネシウム」があります。日本では最も多く処方されている便秘薬ですが、慢性腎臓病の人は、**余分なマグネシウムを排泄する腎臓機能が低下しているため、血中のマグネシウム濃度が高くなり、高マグネシウム血症となる危険性があります。**そのため、センナを中心とした刺激性下剤を使うケースが多かったのですが、上皮機能変容薬など新薬の登場により選択肢が広がっています。（中島　淳）

Q61 便秘に効果のある漢方薬はありますか？

便秘治療の後進国である日本でも、ようやく世界基準の便秘薬が国内で開発され、海外でふつうに処方されていた数種の便秘薬が日本でも使用可能となりました。西洋の便秘薬の選択肢が広がったいっぽうで、漢方の便秘薬の優秀さが再認識されつつあります。

漢方薬の優れた点は、副作用や習慣性が低く、種類が大変豊富なことから、患者さん一人ひとりのニーズに合わせて、きめこまかな使い分け、組み合わせが可能なことにあります。うまく使いこなせれば、高い効果を発揮します。

ただし、漢方の便秘薬として知られる大黄（だいおう）の主成分はセンノシド（刺激性下剤）ですから、妊娠中の使用や長期間の服用は避けましょう。また、甘草（かんぞう）が入っている漢方薬の長期連用も、高齢者などは電解質異常（血中のカリウムなどの量が異常な状態＝偽アルドステロン症）の注意が必要です。

●大建中湯（だいけんちゅうとう）……便秘薬の作用としては弱めの薬で、大腸を刺激する大黄が含まれておらず、腹痛や下腹部の重たい感じや張った感じなどの便秘周辺症状に効果を発揮します。腹部手術後の腸閉塞の予防効果には、高いエビデンス（科学的根拠）があります。

●**防風通聖散**（ぼうふうつうしょうさん）……大黄の含有量が少なくマイルドで、ジワッと効いてきます。効果が出るまでに時間がかかりますが、多くの場合、自然な排便、快便を得られます。ウサギの糞のようなコロコロの硬い便（ブリストル1、Q43を参照）が、熟したバナナのような理想形（ブリストル4）になるため、患者さんの満足度のとても高い薬です。やや太り気味の人によく効き、逆にやせ型の人には効きにくい特徴があります。

●**桂枝加芍薬大黄湯**（けいしかしゃくやくだいおうとう）……膨満感や腹痛にとてもよく効きます。特に、女性に多いガスのたまっている感じに効果的です。平滑筋の緊張を和らげる効果のある「芍薬」が含まれており、マイルドな整腸作用があります。大黄も含まれているので、便秘薬としての効果も十分に備え

便秘治療で使われる代表的な漢方薬

（1日量7.5グラム中）	大黄（グラム）	甘草（グラム）
大黄甘草湯	4	2
麻子仁丸	4	—
潤腸湯	2	1.5
桂枝加芍薬大黄湯	2	2
防風通聖散	1.5	2
大建中湯	—	—
桂枝加芍薬湯	—	2

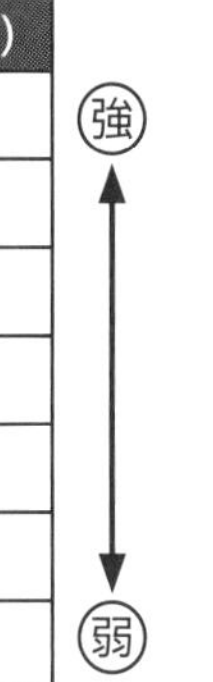

ています。

●桂枝加芍薬湯（けいしかしゃくやくとう）……桂枝加芍薬大黄湯と同様、膨満感や腹痛によく効きます。大黄が含まれていないので、便秘治療において、腹部周辺症状のみ取れない場合に処方されます。

●潤腸湯（じゅんちょうとう）……腸管の水分量を調整して便を軟らかくし、出しやすくします。特にウサギの糞のようなコロコロ便に適しており、作用がマイルドで患者さんの満足度の高い薬です。

●麻子仁丸（ましにんがん）……大黄を多く含み、作用が比較的強い薬ですが、甘草が入っていないため、高齢者や虚弱者に向いています。便の滑りをよくする潤滑作用があり、ウサギの糞のようなコロコロ便に適しています。

●大黄甘草湯（だいおうかんぞうとう）……漢方便秘薬の代表格で、便秘解消の効果を示す確かなエビデンスがある薬です。体質、体格を問わずに使用でき、効果は強力かつスマートです。甘草が多く含まれているので、甘みがあり飲みやすいのも特徴です。

漢方薬は**複数の生薬から作られているため、2種類以上を同時に服用すると効果が重複してしまい、副作用のリスクが高まります。**薬局でも手に入りますが、医師の管理のもとで服用することをおすすめします。

（中島　淳）

第5章

慢性便秘の内服薬以外の治療についての疑問８

Q62 浣腸を使っていますが、体に悪影響はありませんか？

浣腸は正しく使えば、安全かつ効果的な薬ですが、長期にわたる使用は、習慣性を招くため避けましょう。

『慢性便秘症診療ガイドライン』において、エビデンスレベルCに位置づけられ、便排出障害や糞便塞栓の予防・治療に推奨されているいっぽうで、定期的な使用はするべきではないとしています。

浣腸は肛門から薬剤を注入して、直腸に物理的な刺激を与えて蠕動を高めるとともに、浸透作用で便を軟らかく、滑りをよくして、排便を促す外用薬です。浣腸の主成分は、「グリセリン」。無色透明の糖蜜状の液体で、医薬品をはじめ、食品添加物や化粧水などにも使われています。浣腸には、重篤な副作用もなく、薬剤耐性もありませんが、即効性があり、効果が強力なため、使うことがクセになってしまう習慣性に注意が必要です。使用時の注意点として、ノズルの先端で肛門を傷つけないよう、オリーブオイルやゼリー、最低でも水で濡らしてからゆっくりそっと入れてください。

このほか、医療機関では大腸検査などのさいに、

- 「微温湯」を大量に注入して結腸の蠕動運動を促進させる。
- 「生理食塩水」を注入して腸の蠕動運動を促進させて洗浄する。
- 「石鹸浣腸」（浣腸用の石鹸水）を注入して、S状結腸や下行結腸を刺激し、乳化作用や洗浄作用をもたらす。

といった浣腸を用いることがあります。

また、肛門からカテーテルを挿入し、大量に微温湯を入れ排便を促す「逆行性洗腸法」は、脊髄損傷などの神経障害による慢性便秘の患者さんなどに、安全、安価で長期間施行することができる浣腸として有効性が示されています。

（中島　淳）

浣腸の作用

グリセリンの浸透圧の差により、腸壁から水分が出て蠕動運動を促す。

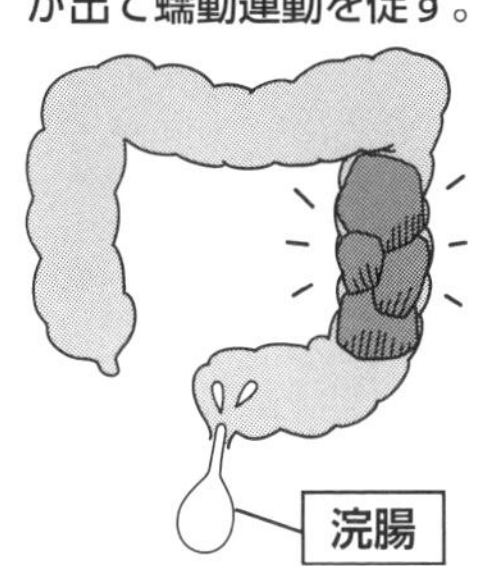

同時にグリセリンの働きで便が軟化、潤滑化する。

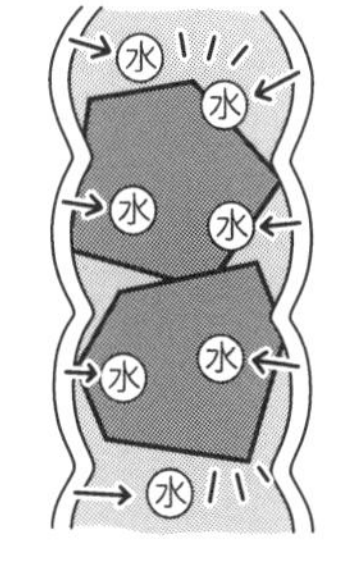

グリセリンの効果によってスルリと排便。

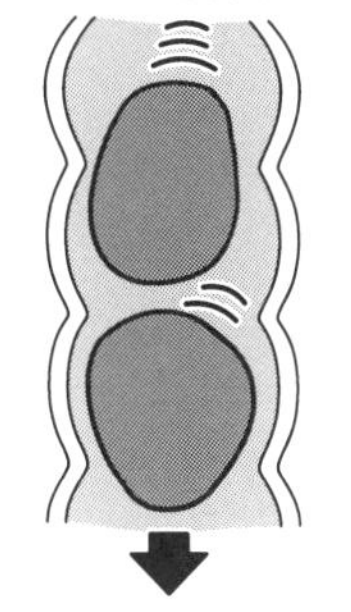

Q63 便秘に使う坐剤と浣腸の違いはなんですか？

浣腸は注入器で肛門から液体を入れ、直腸に物理的な刺激を与えることで、蠕動運動を高めて排便を促す方法。坐剤（坐薬）は主に肛門から入れる固形の薬のことです。

坐剤は、大腸に近いところから直接入れるために即効性があり、効果も高いのですが、基本的に便秘の初期に使用することはなく、慢性便秘の改善にほかの浸透圧性下剤などの内服薬と併用して一時的に使用します。長期にわたる使用は、副作用の出現や習慣性を招く可能性があるため注意が必要です。

便秘の治療に用いられる坐剤の種類は2種類。「炭酸水素ナトリウム・リン酸二水素ナトリウム配合坐剤」は、肛門から直腸に入ると炭酸ガスを発生し、直腸の壁を直接刺激して、直腸内にたまっている便の排出を促します。また、便意の改善にも効果が期待され、特に排便障害のバイオフィードバック療法（Q65を参照）に併用すると効果が上がることが報告されています。「ビサコジル坐剤」は刺激性下剤で、結腸・結腸粘膜の副交感神経末端に作用して蠕動運動を高めたり、腸粘膜に直接作用して排便反射を刺激したりします。（中島　淳）

Q64 ストレスを感じると便秘が悪化します。治療法はありませんか？

人間は日常生活の中で長時間にわたってストレスを受け続けると、しだいに自律神経系が変調をきたし、心拍数や血圧が高くなるなど、ストレスに対抗するために体内でさまざまな変化が起こります。これまで説明してきたように、自律神経と腸の運動は密接にかかわり合っているため、ストレスによる自律神経の乱れから便秘が引き起こされることがあるのです。

そうしたストレスへの対処法の一つとしてよく知られているのが、体を緊張状態から解放し、リラックスした状態に導くための「自律訓練法」です。

「自律訓練法」とは、一種の自己暗示によるリラクゼーション法です。具体的には、まず、深呼吸をして全身をリラックスさせ、「気持ちが落ち着いている」という言葉を心の中でくり返します。それができたら、右利きの方は「右手が重たい」と唱えて、それを感じるようにしてください。体から余分な力が抜けて、手の重さを「感じる」ようになるのを待つのです。自分から体に働きかけるのではなく、受動的になるのがポイントです。それができたら、反対の手、右足、左足の重さを感じてみましょう。
手足の重さの次は、「手足が温かい」「心臓が静かに動いている」「呼吸がらくになっている」「おなかが温かい」「額が涼しい」と進んでいきます。

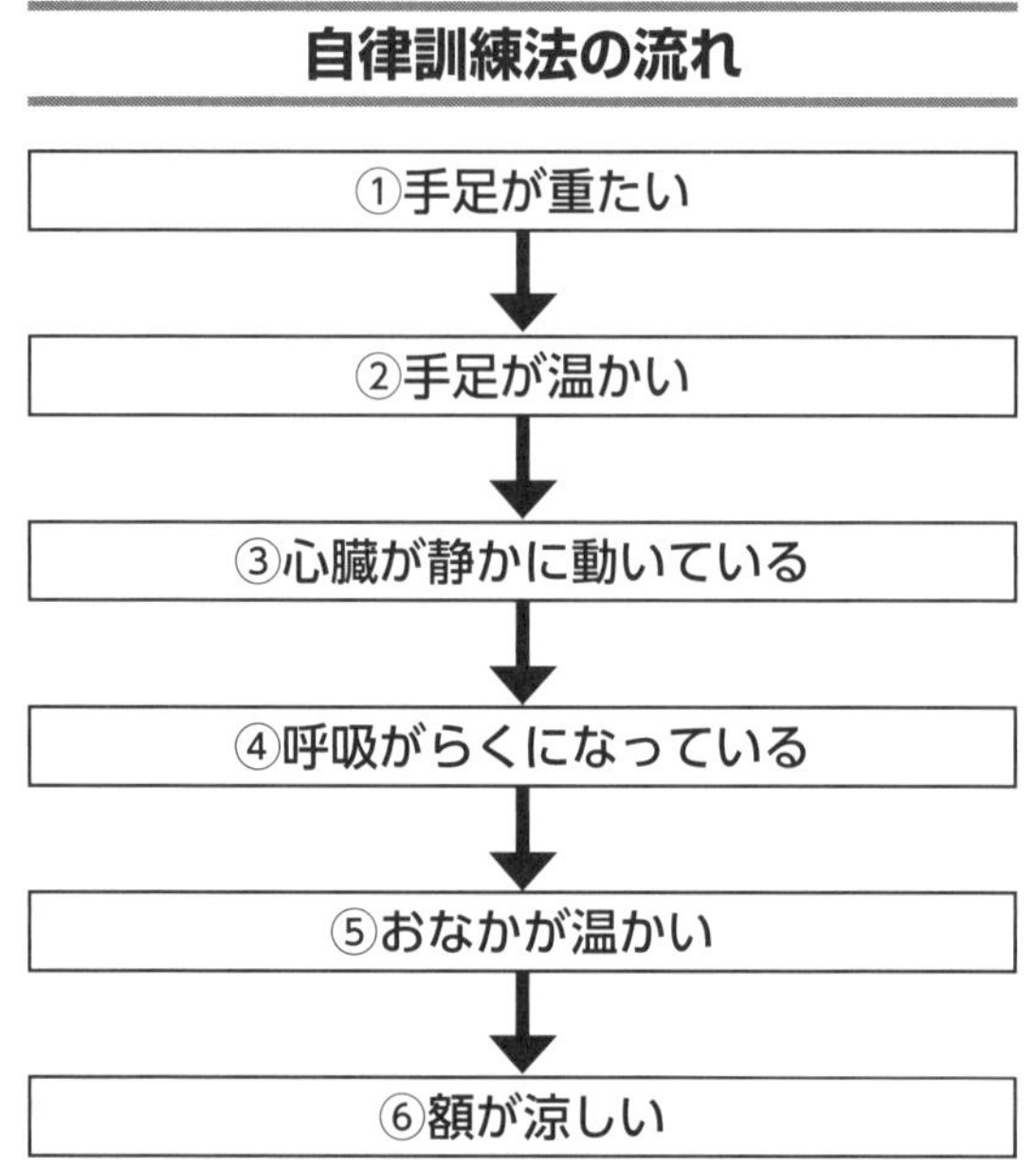

※最後に、両手を開いたり閉じたり、背伸びをしたり、深呼吸をしたりする「消去動作」を行う

最初はうまくいかないかもしれませんが、くり返していくうちに、体から緊張が解けていく状態を実感できるようになります。すべての項目ではなく、まずは一部だけでも効果が得られるでしょう。

また、1日に2～3回行うのが理想的ですが、負担に感じてしまっては逆効果にもなりますので、1日1回でも無理のないように、気楽に取り組んでみてください。

（三輪洋人）

自律訓練法の基本姿勢

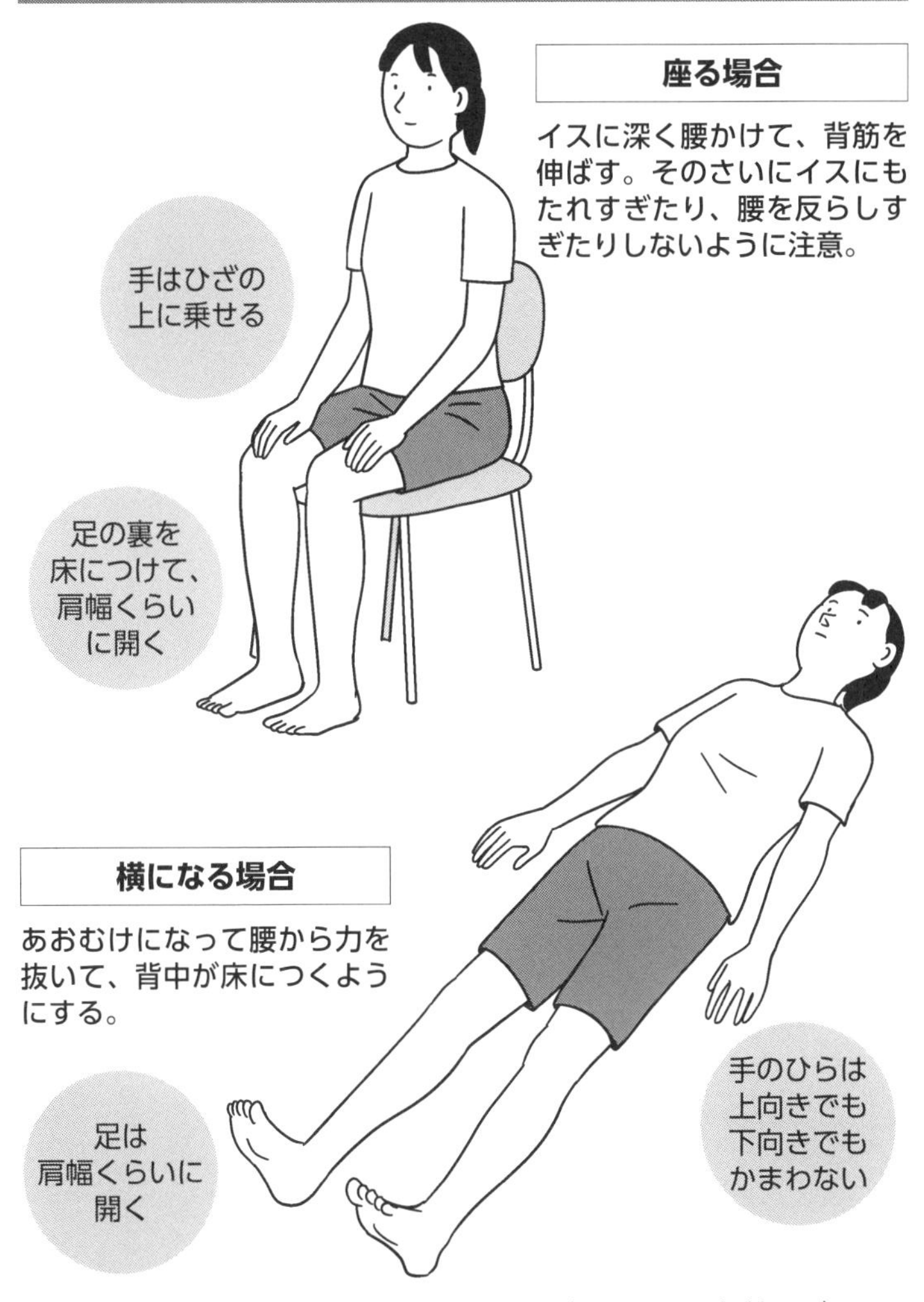

姿勢が整ったら、目を閉じてゆっくりと深呼吸します。気持ちがリラックスしてきたら、心の中で「気持ちが落ち着いている」と数回唱え、自律訓練法を始めます。

Q65 バイオフィードバック療法とはどんな治療法ですか？

バイオフィードバック療法とは、「意識にのぼらない生体情報を、トレーニングにより意識的にコントロールできるようにする治療法」のことで、高血圧、気管支喘息(ぜんそく)、尿失禁などさまざまな病気の治療に応用されています。

慢性便秘症においては、1987年に最初の報告がなされて以来、欧米で発展・普及し、日本でも機能性便排出障害（Q3を参照）に対して、高い推奨度の治療法として評価されています。

機能性便排出障害の中でも、便意があっても**筋肉の協調運動ができないことから排便がスムーズにできない「骨盤底筋協調運動障害」の治療に高い効果があることがわかっており**、便秘の原因が恥骨(ちこつ)直腸筋や肛門括約筋(こうもんかつやく)をゆるめられないことにあると診断されてからはじめて、バイオフィードバック療法を開始します。

では、バイオフィードバック療法とは、具体的にどのようなことをするのでしょうか。実は、治療に使用する機器や、治療時間は施設ごとに異なり、定まった方法はありませんが、一例を紹介します。
●便の形をしたセンサー付きのチューブを肛門から入れ、そのチューブを便だと思って、いきんでもらう。
●患者さんが腹圧をかけると、そのときの恥骨直腸筋や肛門括約筋の状態が、チューブにあるセンサーを通して、パソコンの画面上に数値で表示される。
●患者さんに画面を見せながら、恥骨直腸筋や肛門括約筋が閉じたままであること、本来ならこれらをゆるめなければ便が出ないことを説明する。
●患者さんに、このことを頭で理解したうえで、再度、画面の数値を見ながら、なんとか筋肉をゆるませるように工夫していきんでもらう。
●これをくり返すうちに、だんだんとコツがつかめて筋肉をゆるめられるようになっていく。
●コツがつかめてきたら、センサーを少量の水か空気を入れたバルーンに替えて、便だと思っていきんで出してもらう。

このように、バイオフィードバック療法は、**自分自身の肛門の動きを「意識化」して、筋肉をゆるめる感覚を体感し、よみがえらせるための一種のリハビリ**というわけです。その効果は高いといえますが、残念ながら現時点では保険適用外です。

（中島　淳）

Q66 慢性便秘で手術が必要になることはありますか？

慢性便秘の中でも、下剤などの保存的治療では改善しない、重症の「大腸通過遅延型便秘」には、外科的手術を検討することがあります。

大腸の蠕動(ぜんどう)運動は、盲腸から直腸までの内容物を、チューブを絞り出すようなダイナミックな動きで一掃する大蠕動と、腸内の内容物をかぎられた部分で攪拌(かくはん)する蠕動があります。なんらかの原因（刺激性下剤の長期連用など）で大蠕動が減弱・消失すると、内容物を移動させる力が低下して慢性便秘や腹部膨満(ぼうまん)が生じます。この状態を「結腸運動機能障害」といいます。

便が停滞してしまうと腸管は拡張し、過剰に拡張した状態のまま長い時間が経過すると、伸びたままの腸管壁は徐々に薄く、硬くなって、蠕動収縮機能がさらに弱くなっていきます。この症状がさらに悪化し、常に伸びきったままの腸内に大量の便がたまり、完全に蠕動収縮機能が失われた状態を「拡張型結腸運動機能不全」といいます。

また、腸管の拡張が軽度であっても、結腸から直腸まで4～6チセンほどの大きさの便(べん)

塊が見られず、摘便（Q113を参照）しないと排便できない状態を「けいれん性便秘型結腸運動機能不全」といいます。

どちらも十分な量の下剤を用いても改善が見られない場合、まれに大腸穿孔（Q35を参照）などのリスクが高まるため、外科的手術を検討することになります。

結腸運動機能不全の診断には、主に胸部のレントゲン単純検査と、腹部のCT検査が行われます。レントゲン単純検査では、結腸が不可逆的に拡張して、右横隔膜と肝臓の間のスペースに腸管が入り込んでしまう状態（キライディティ症候群）が多く見られ、腹部CTでは、常に拡張した結腸が観察されます。

また、器質性便秘では、

●直腸重責……排便時に直腸が内側に折り込まれてしまうことで、便意があるのに排便ができなかったり、出ても少量で排便回数が多くなったりする。

●直腸瘤……直腸が膣のほうに向かってせり出してしまう女性特有の症状。便が出にくくなり残便感がある。

●肛門狭窄……慢性裂肛（切れ痔）や痔核手術の後遺症などにより、肛門が狭くなる。

●直腸脱……肛門括約筋などの機能が低下し、肛門から直腸が出てしまう。

などに外科的手術が検討されます。

（中島　淳）

Q67 慢性便秘症の手術とはどのようなものですか？

結腸運動機能不全（Q66を参照）は、良性疾患（手術を行なわなくても、すぐには命の危険がない疾患）なので、手術の適応は「結腸運動機能不全の状況にあって、本人が手術を希望した場合」にかぎられており、予防的手術は行われません。しかし、呼吸障害や腎機能障害などを伴う場合や、高齢者などの経口摂取の低下による低栄養状態には、命の危険があるため手術が選択されることもあります。

結腸運動機能不全の手術は、**問題のある結腸をすべて取り去り、回腸（小腸）と直腸をつなぐ「結腸全摘術＋回腸直腸吻合術」が標準**です。現在では開腹手術ではなく、腹腔鏡下手術の適応となっています。傷跡が気になる若い女性には、ヘソ（底の部分）を数㌢ほど切るだけの単孔式腹腔鏡下手術も可能です。切る部分が少なく手術時間も短いので体への負担も最小限ですみ、ヘソの傷も目立ちませんから、手術をしたことを他人に気づかれる心配もないでしょう。

術後2週間ほどで、通常の固形便が排出できるようになります。

一方、直腸が拡張し、器質化して排便障害を伴っている場合や、直腸まで便の塊で

結腸運動機能不全の手術

●結腸全摘術＋回腸人工肛門造設術

直腸から結腸までをすべて切除。回腸をそのまま出し、人工肛門（ストーマ）をつける手術。

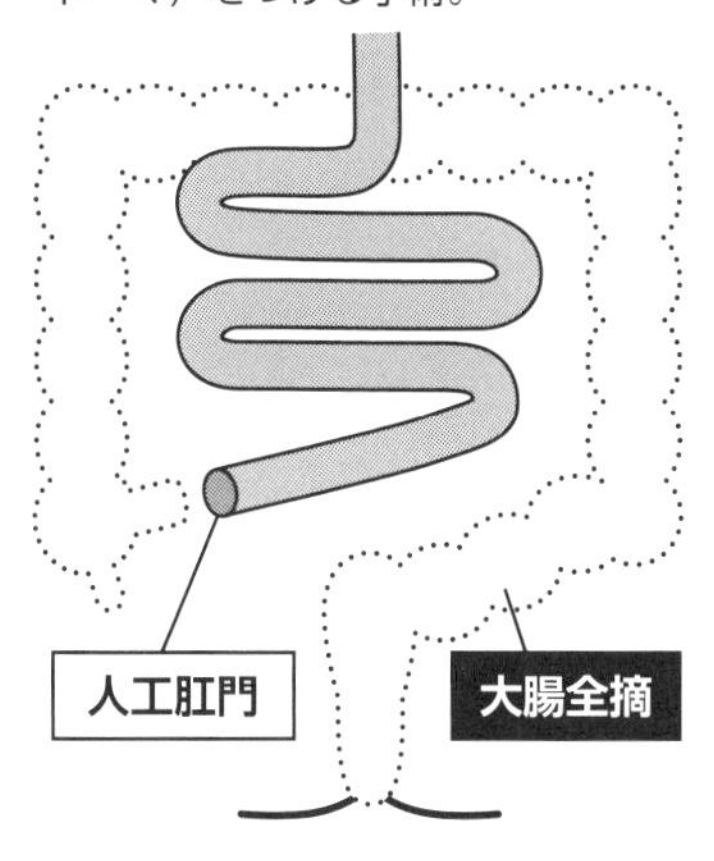

●結腸全摘術＋回腸直腸吻合術

結腸を切除して、直腸だけを残して、回腸（小腸）をつなげる手術。

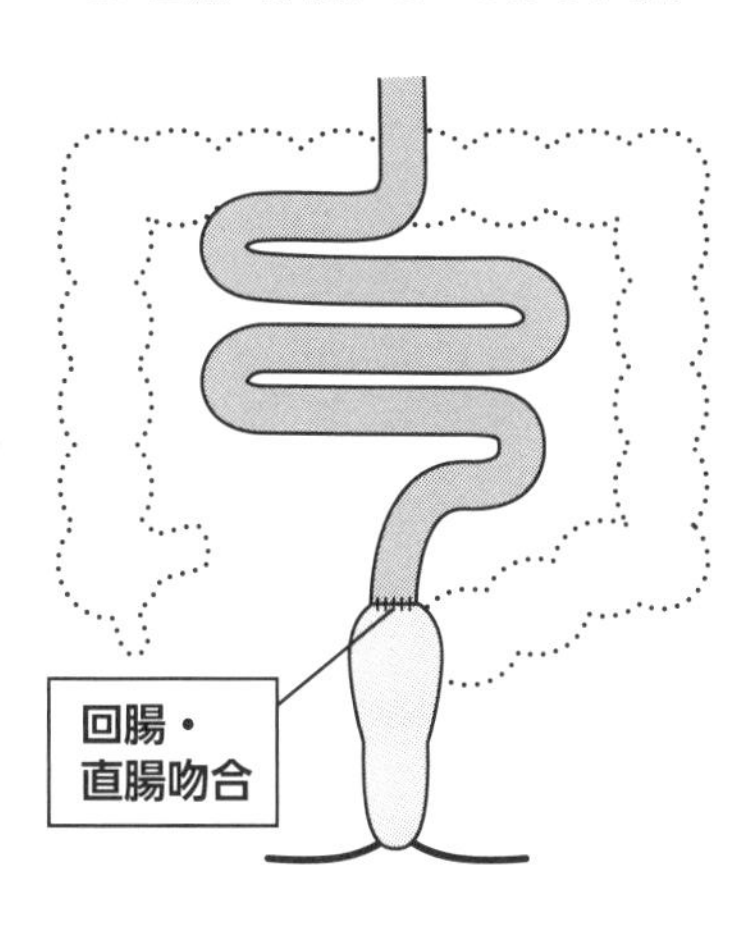

満たされ、摘便しないと排便できなくなっている場合には、「結腸全摘術+回腸人工肛門造設術」となります。

結腸から直腸までをすべて取り去り、回腸をそのままおなかの外に出して、人工肛門（ストーマ）をつける手術です。

この場合、永久的な人工肛門となるため、肛門からの自然排便はできなくなります。

なお、両手術は、胃と小腸の運動機能に問題がないことが重要です。胃や小腸の排泄障害を伴う場合は、単に結腸全体を切除しても症状は改善されません。（中島　淳）

Q68 直腸瘤と診断されましたが、手術で治りますか？

「直腸瘤」は、直腸の壁が外側（ヘソ側）に向かってふくらんで、コブ状になる女性特有の疾患です。膣と直腸の間にある壁が弱くなって、直腸が膣のほうへとせり出してしまうのです。このコブに便が入り込んでしまうと、便意があるのにどんなにいきんでも出すことができず、下剤を使って水のような便にしても出せなくなります。1回ですべての便を出し切れないので排便回数が増え、重症の場合では便失禁となる場合もあります。また、膣がふくれてくるような違和感を覚える患者さんもいます。

主な原因として、分娩や加齢、子宮摘出手術の後遺症、長年の強いいきみ排便などがあげられますが、直腸瘤があっても便秘症状が出ない場合もあり、直腸瘤自体と慢性便秘の程度は必ずしも相関しません。

健康診断などで直腸瘤と診断されても、日常生活に支障がなければ経過観察となります。治療を行う場合は、まずは生活習慣の改善とともに、排便指導、便秘薬を用いての保存的治療を施し、症状が改善されない場合は外科的治療を検討します。

器質性便排出障害

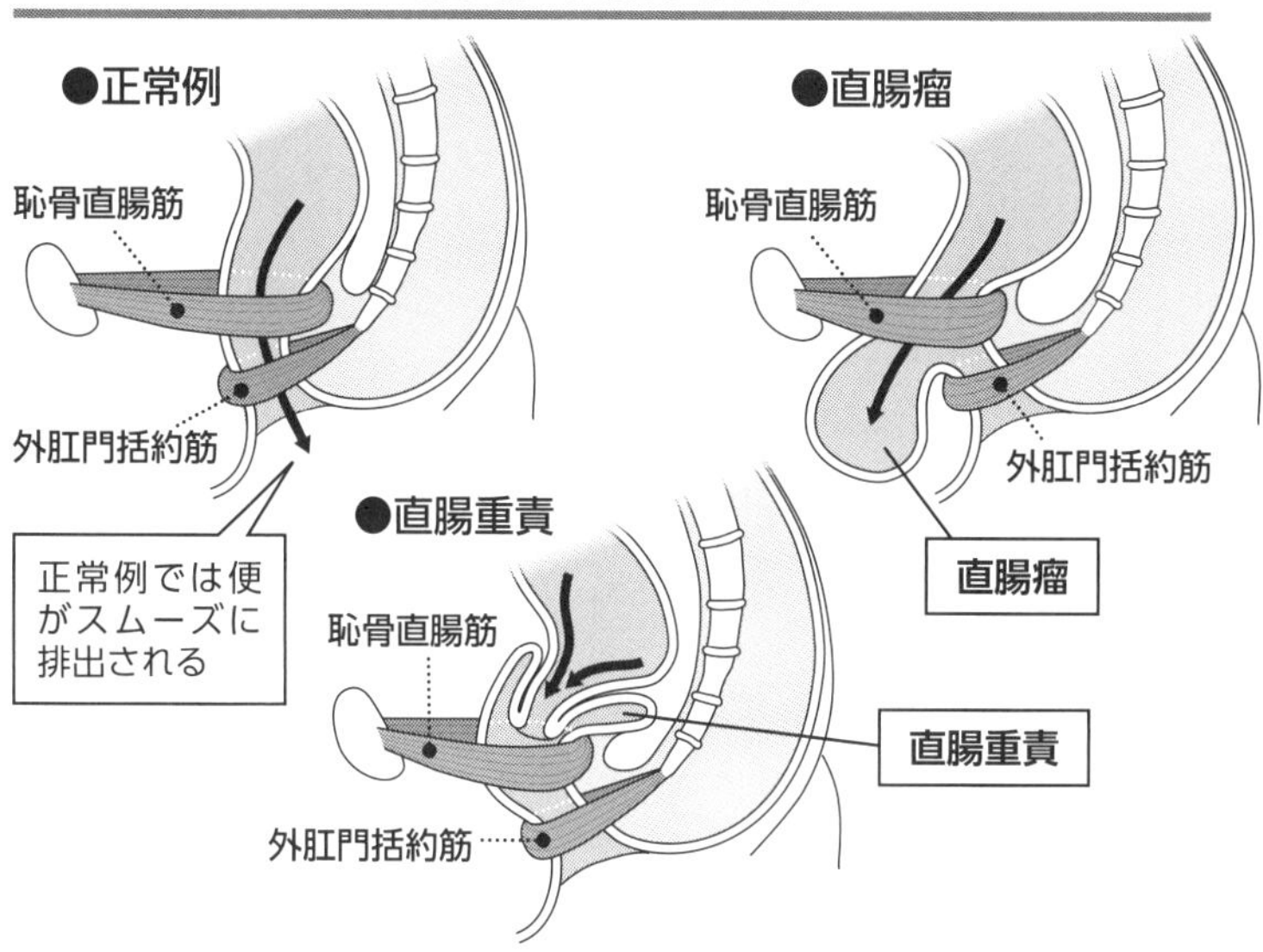

直腸瘤の手術は、肛門側からコブにあたるゆるんだ直腸壁を縫って縮める方法、肛門側から腟壁を縫っていき、直腸と腟の間の壁を補強する方法、腟側から腟壁を切開し、腟壁の下にある筋肉を利用して壁を作る方法、腟壁を切開して小型医療用シート（メッシュ）による壁を作る方法などがあります。

また、近年「STARR」という新しい術式が開発されました。PPH01という環状自動縫合器を用いて、コブ状になった部分の直腸を切除する方法です。しかし、STARRは、直腸瘤や直腸重責による便秘症の改善に有効とされるいっぽうで、直腸閉塞、直腸狭窄、直腸穿孔などの重篤な合併症が報告されています。（中島　淳）

Q69 順行性洗腸法とはどんな治療法ですか?

開腹・腹腔鏡下手術、または大腸内視鏡を用いておなかに穴をあけ、虫垂もしくは盲腸へつながる管(盲腸ポート)を作り、このチューブから大腸へ洗腸液(水道水やグリセリン浣腸液)を注入して排便を促す治療法を「順行性洗腸法」といいます。対して、肛門からカテーテルを用いて直腸まで洗腸液を注入し、排便を促す方法を「逆行性洗腸法」と呼んでいます。

順行性の利点は、逆行性よりも注入する洗腸液が少なくてすみ、洗腸にかかる時間も短いうえ、大腸の入り口から注入することで、大腸内の便を空にすることができる点にあります。盲腸ポートにはふだんは絆創膏や専用のフタや栓をしておくのでにおいももれず、そのままお風呂に入っても問題はありませんが、チューブは約1年に1度の交換が必要なので、そのたびに手術を行うことになります。

順行性洗腸法は、あくまでも保存的治療の効果がない、または継続ができない状態の高度の便秘症の患者さんのみが対象で、人工肛門や大腸切除などの精神的にも肉体的にも大きなダメージを受ける手術を回避するための治療法です。

(中島　淳)

第6章

◇◇◇◇◇◇

慢性便秘に効果のある
運動・体操やストレッチに
ついての疑問 11

Q70 慢性便秘を解消するにはどんな運動が向いていますか？

日ごろから運動をする機会が多い人には、便秘が少ないといわれています。運動は腸に刺激を与え、腹筋などを鍛えることで排便力も向上するため、便秘改善にとっては大変有効なのです。

便秘症を解消するために特に効果があるとされるのが、直接、おなかをひねるような運動です。具体的な種目でいえば、テニスやゴルフ、ピラティスのような運動です。また、フラダンスやベリーダンスのような、体をひねる・ゆらす運動も有効だといわれています。

体をひねる・ゆらすといった動きがバランスよく含まれている運動として、「ラジオ体操第一」を推奨する先生もいます。雨の日や夏の暑い日でも室内で行えるので、天候に左右されない点も利点にあげられます。

本書ではこれらの運動とは別に、慢性便秘症を解消するための手軽な運動として、私が考案した「腰ひねり」（Q71を参照）などを紹介していきます。

（小林弘幸）

Q71 残便感がある便秘に効く体操はありませんか？

直腸に便がたまってしまう「残便感」を感じるタイプの便秘は、「直腸性便秘」と呼ばれています。この直腸性便秘を解消するためには、便を絞り出す役めである肛門(こうもん)括約(かつやく)筋を強化する必要があります。特に、自分の意志でゆるめたり締めたりすることができる外肛門括約筋を鍛えなければなりません。そのために私が考案した運動が、「**腰ひねり**」です（次ページの図を参照）。

「腰ひねり」は、外肛門括約筋をはじめ、便を出すさいに必要なおなかなどの筋肉も刺激し、便を出す力を高める効果があります。具体的には、イスの背もたれにつかまった状態で大きく足を広げ、しっかりと腰を落とします。そして、肛門をねじるような感覚でお尻(しり)を左にひねり、その姿勢を5秒間キープします。同じ動作を右でもくり返し、左右合わせて1分間続けましょう。

この運動は、朝起きたときと夜寝る前の1日2回行うのが理想で、まずは1ヵ月継続することを目標にしましょう。特に起床後は最も便意が起こりやすい時間帯なので、より効果的です。

（小林弘幸）

残便感を解消する腰ひねり

① 両手でイスの背もたれにつかまり、大きく足を開いたまま腰を落とす。

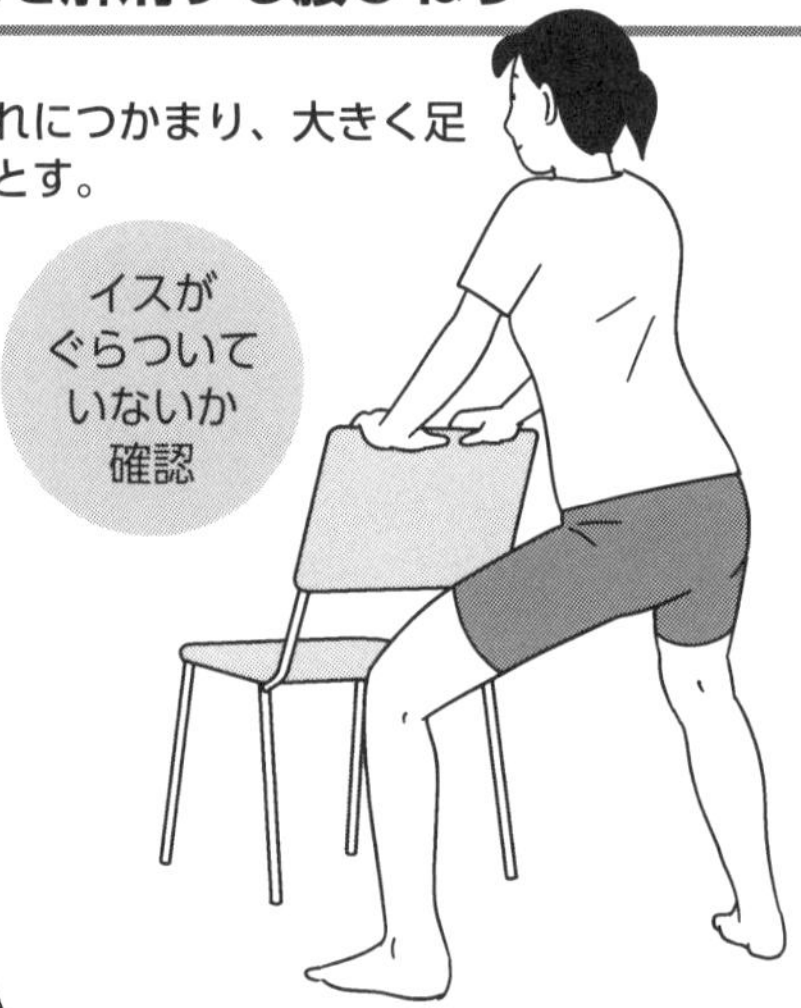

イスがぐらついていないか確認

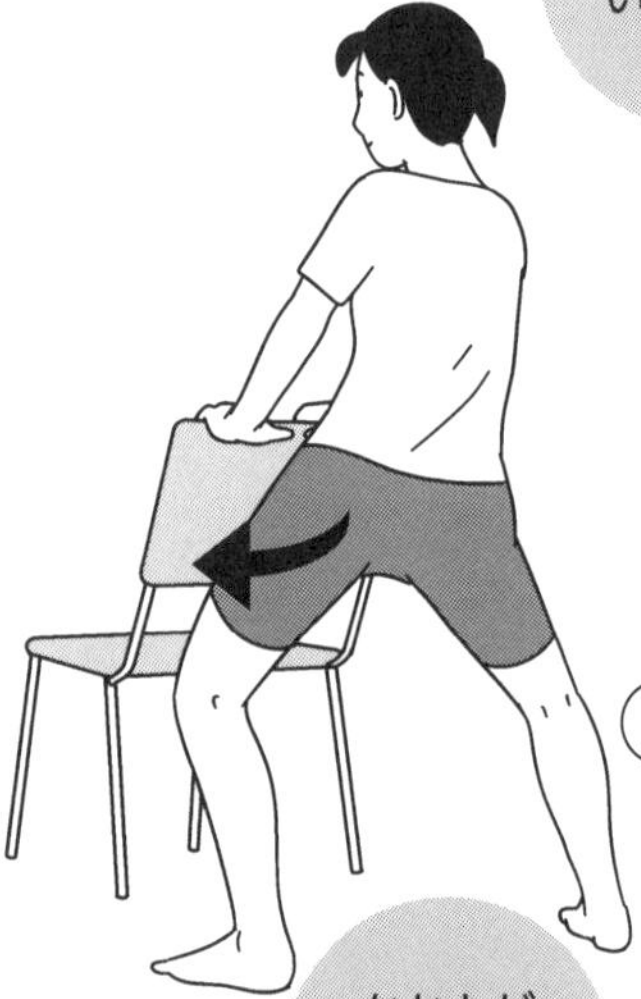

② 腰を落とした状態で、肛門をねじるような感覚でお尻を左側にひねる。5 秒間キープ。

かかとが床から離れないようにする

下腹をひねるようにお尻を動かす

③ ①の姿勢に戻り、②と同じ要領でお尻を右側にひねる。5 秒間キープ。

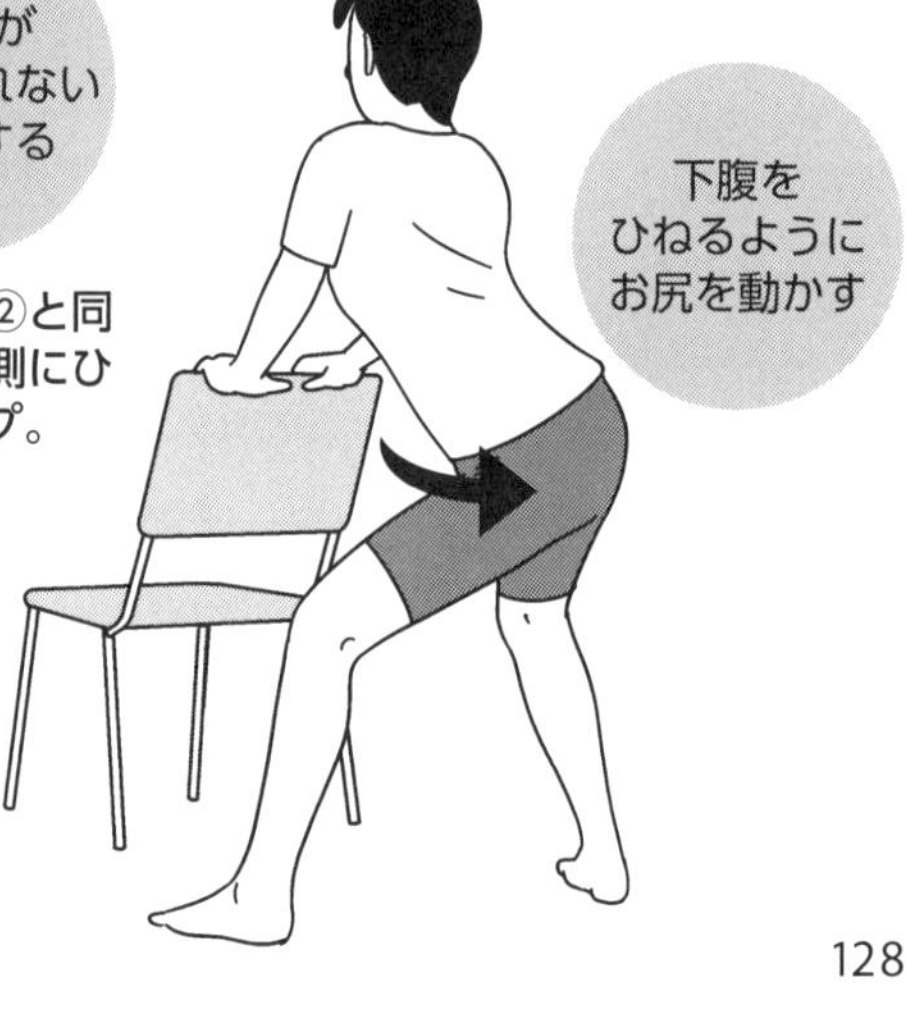

①〜③を1分間くり返す

Q72 何日も便意がなく出てもコロコロ便が多い便秘に効く体操はありませんか？

大腸内の便の通過時間が長くなったり、硬い状態のコロコロ便が出るようになったりするタイプの便秘は、「弛緩性便秘」と呼ばれています。特に高齢者ややせた女性、寝たきりの人などに多く見られる症状です。この弛緩性便秘を解消するためには、腸の働きを鈍くする骨盤のズレを修正し、骨盤底筋を鍛える必要があります。そこで、おすすめするのが「**わき腹つかみ腰まわし**」です（次ページの図を参照）。

「わき腹つかみ腰まわし」は、腰をまわすことで骨盤を鍛えるとともに、外側から直接大腸を刺激することで、腸を動かす効果をプラスした運動です。まずは足を肩幅に開いて立ち、両手で両わき腹をつかみます。つかむ位置は、右手が骨盤のすぐ上、左手が肋骨のすぐ下で、それぞれ大腸の中でも特にガスがたまりやすい部位です。その姿勢のまま、腰を左まわりに8回、右まわりに8回まわしながら、両手で各部位をモミモミともみほぐしましょう。腰をまわすさいに肛門をしっかりと締めることがポイントです。これを1セットとして、朝・昼・夜に1回ずつ行うのが理想です。（小林弘幸）

コロコロ便が改善するわき腹つかみ腰まわし

①
足を肩幅に開いた状態で立ち、
両手で両わき腹をつかむ。
右手は骨盤の
すぐ上、
左手は肋骨の
すぐ下
②〜④
両手でわき腹を優
しくもみながら、
腰を左まわりに大
きくまわす。
②
モミ
モミ
ふだん
どおりの
呼吸をする
③
手の位置が
ずれない
ように注意
モミ
モミ
④
モミ
モミ
お尻に力を
入れて
肛門を締める
②〜④を
左右で
8回ずつ
くり返す

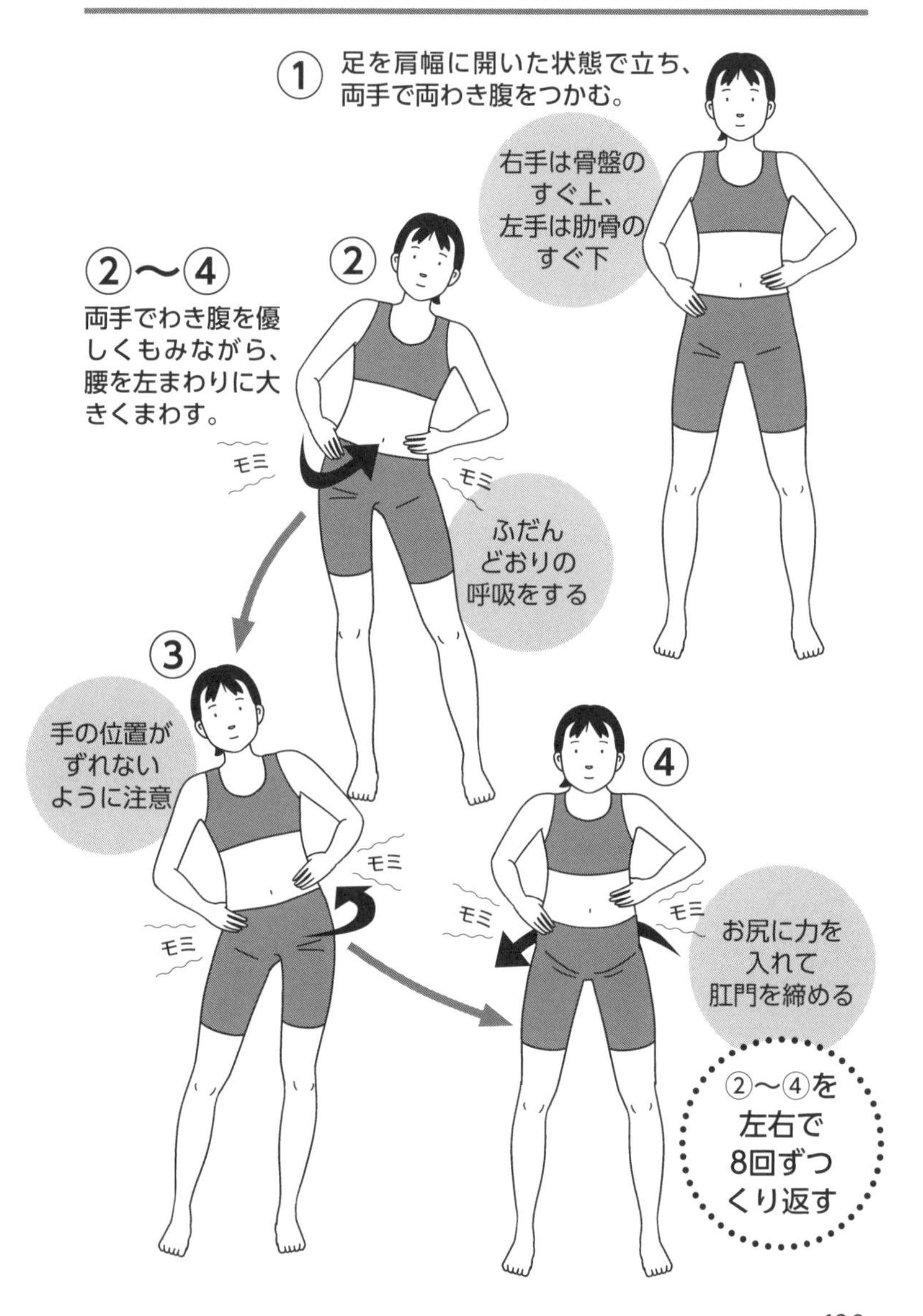

Q73 腸の動きをよくする体操はありませんか？

腸の蠕動運動を促す体操としては、「体幹ツイスト」と「逆さ自転車こぎ」がおすすめです（次ページの図を参照）。

「体幹ツイスト」は、足を軽く開いてあおむけに寝て、右ひざを立てた状態から右足を左に倒して体を深くひねります。その姿勢を5秒間キープし、これを左右交互に8回ずつ行いましょう。ひねるときにゆっくりと息を吐き、戻すときに息を吸うのがポイントです。

「逆さ自転車こぎ」は、あおむけに寝た状態から両腕で背中を支えるようにして下半身を上に伸ばします。この姿勢のまま自転車のペダルを踏むように足を大きく動かし、30秒間続けましょう。両足を高く持ち上げた姿勢を保つだけでも腸が動かされ、さらに足を動かすことで腸に刺激を与えられます。

どちらも短時間でできる体操なので、食後や入浴後、寝る前などに時間を見つけて、長く続けるようにしましょう。

（小林弘幸）

腸の動きをよくする体幹ツイスト

① あおむけに寝た状態で足を軽く開き、右ひざを立てる。

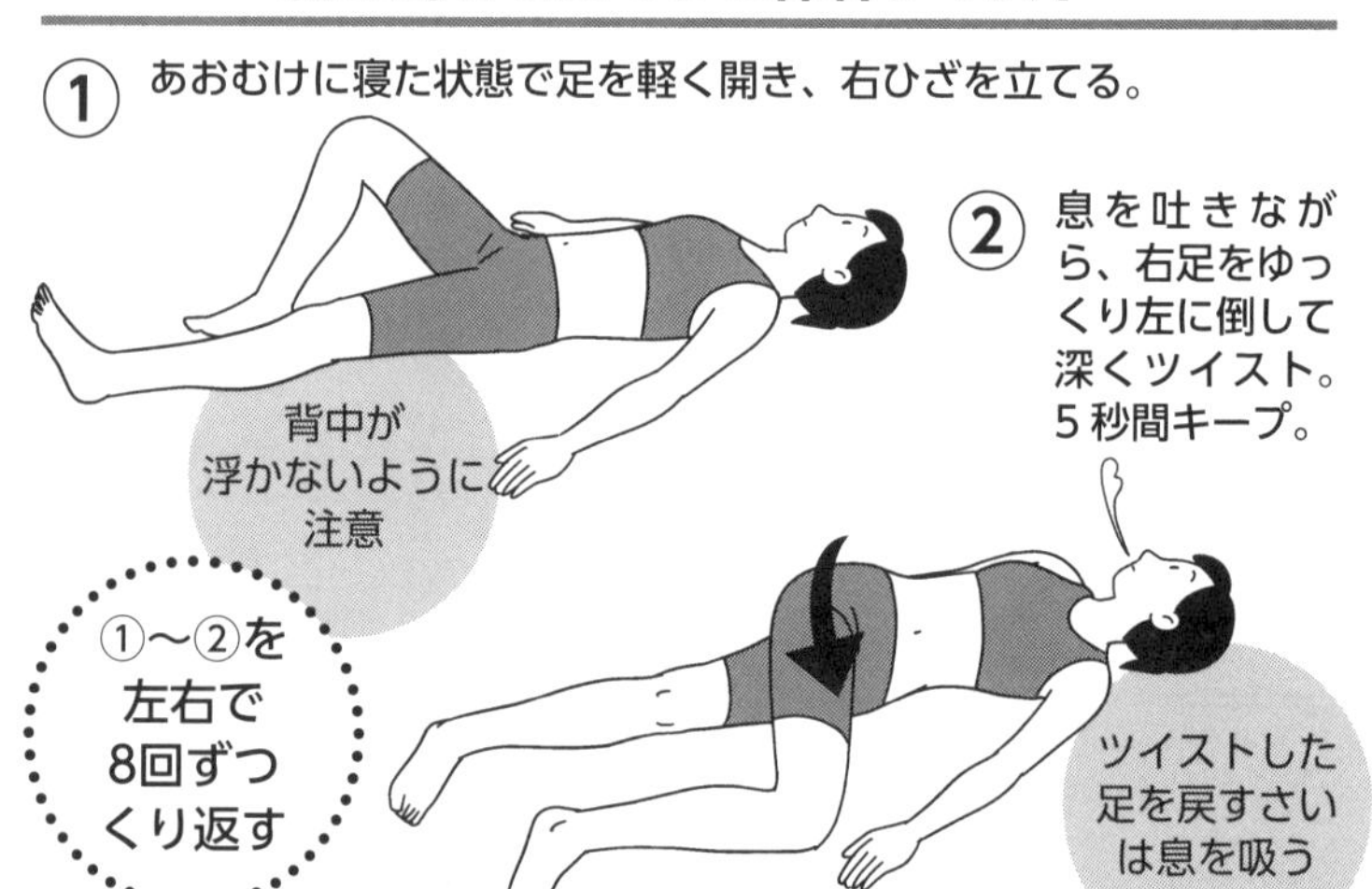

② 息を吐きながら、右足をゆっくり左に倒して深くツイスト。5 秒間キープ。
背中が浮かないように注意
①〜②を左右で8回ずつくり返す
ツイストした足を戻すさいは息を吸う

逆さ自転車こぎ

②〜③を30秒間くり返す

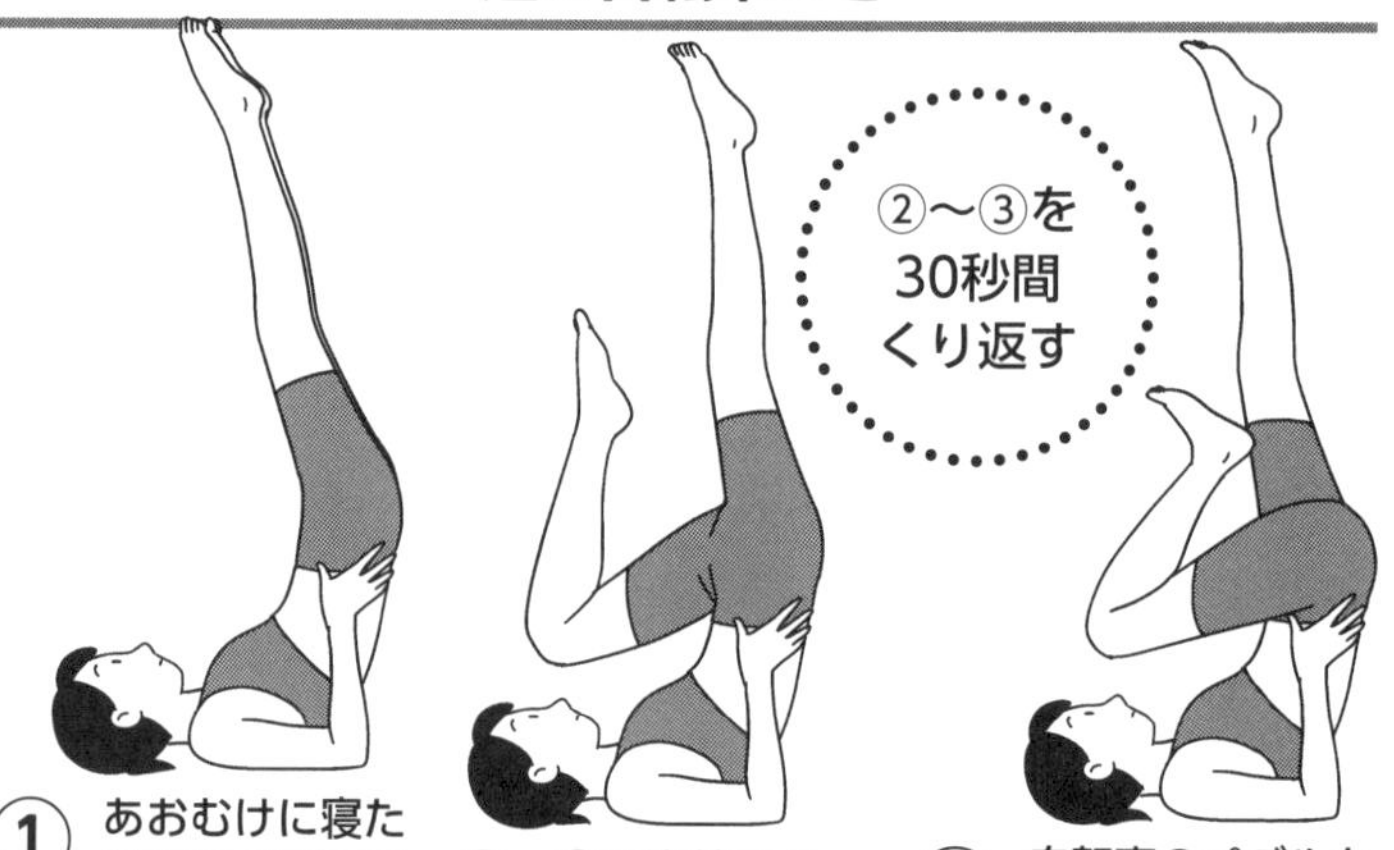

① あおむけに寝た状態から両腕で背中を支えながら下半身を上に伸ばす。

② ①の姿勢をキープしながらゆっくり左足を下に下ろす。

③ 自転車のペダルをこぐ要領で左足を上げると同時に右足を下げる。

Q 74 筋トレで便秘がよくなると聞いたのですが本当ですか？

おなかまわりの筋肉を鍛える「体幹トレーニング」には、腸や肛門(こうもん)などを刺激することで排便力を高め、便秘症を解消する効果が期待できます。中でもおすすめなのが、「ドローイン」と呼ばれるトレーニングです（次ジペーの図を参照）。

「ドローイン」は、おなかをふくらませたり引っ込めたりしながら呼吸することで、おなかの一番奥にある腸を囲う腹横筋を収縮させ、その結果として便を押し出す力を高めることを目的としたトレーニングです。「ドローイン」には、①あおむけになる、②立つ、③座る、④四つんばいになる、の４つの姿勢がありますが、ここでは夜寝る前や朝起きたときにも行える①の方法を紹介しましょう。

あおむけに寝た状態から両ひざを立て、背すじを伸ばします。鼻から息を吸い、おなかを十分にふくらませたら、ゆっくりと息を吐いておなかをへこませていきます。このとき、上体を起こさないように肩甲骨(けんこうこつ)を浮かせ、10～30秒間キープします。これを６回くり返しましょう。

（小林弘幸）

便を押し出す力をつけるドローイン

① あおむけに寝た状態で足を閉じ、両ひざを立てる。鼻から息を吸い込みながらおなかに力を入れ、ふくらませる。

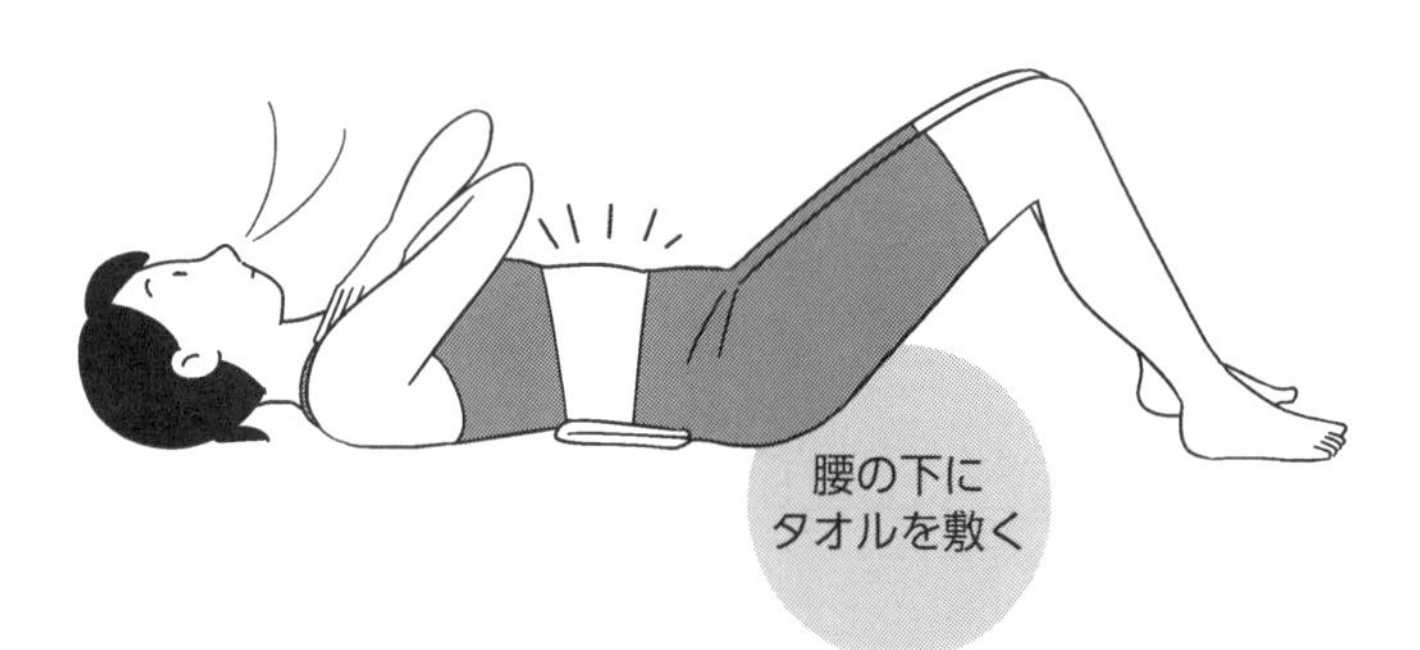

② 息をゆっくり吐き、おなかをへこませながら上体を起こさないように肩甲骨を床から浮かせる。10 ～ 30 秒間キープ。

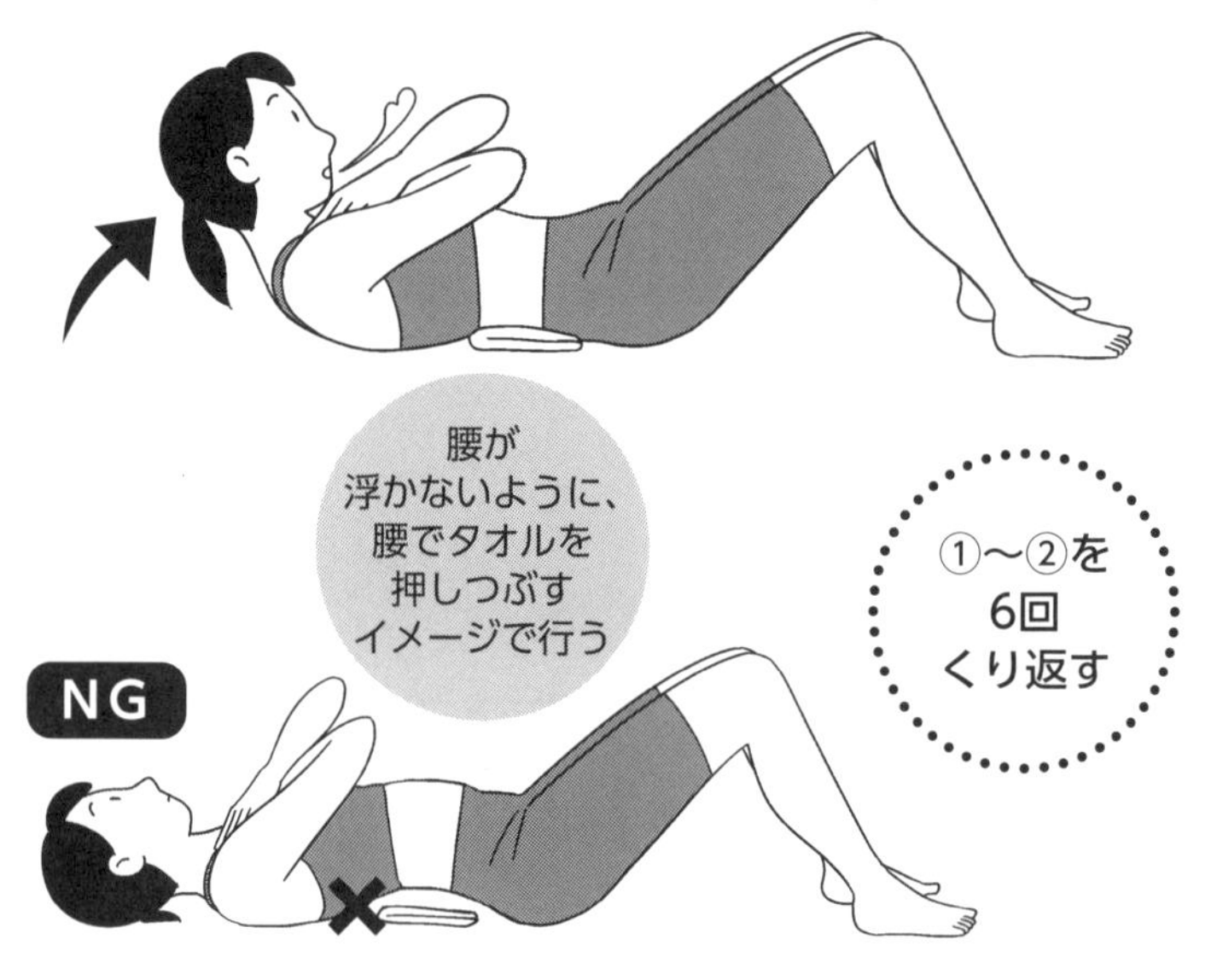

Q75 おなかにたまったガスを出すストレッチはありませんか？

便秘が続くと腸内にガスがたまっていき、それが排出されないことで、おなかが張って苦しい状態になります。これを「腹部膨満感」と呼びます。また、おなかにたまったガスは、毒素となって全身をめぐり、肌荒れや肩こり、頭痛といったさまざまな症状を併発させることがあります。そうならないためにも、腸内にたまったガスを抜くための「**腸ひねり**」をおすすめします（次ページの図を参照）。

足を肩幅程度に開いて立ち、右手で左手首をつかみます。ゆっくり息を吐きながら体を右にひねり、その姿勢を10秒間キープします。手を持ち替えたら、同じ動作を左でもくり返し、合わせて6回続けましょう。

片方の手で反対側の手首を引っぱることで、上半身を限界までひねることができるのが、このストレッチのポイントです。それによって腹部全体が深くねじれ、圧力がかかり、ガス抜きが促されます。ガスが抜ければ、腸の蠕動運動も活発になり、便秘改善につながります。

（小林弘幸）

おなかのガスを抜く腸ひねり

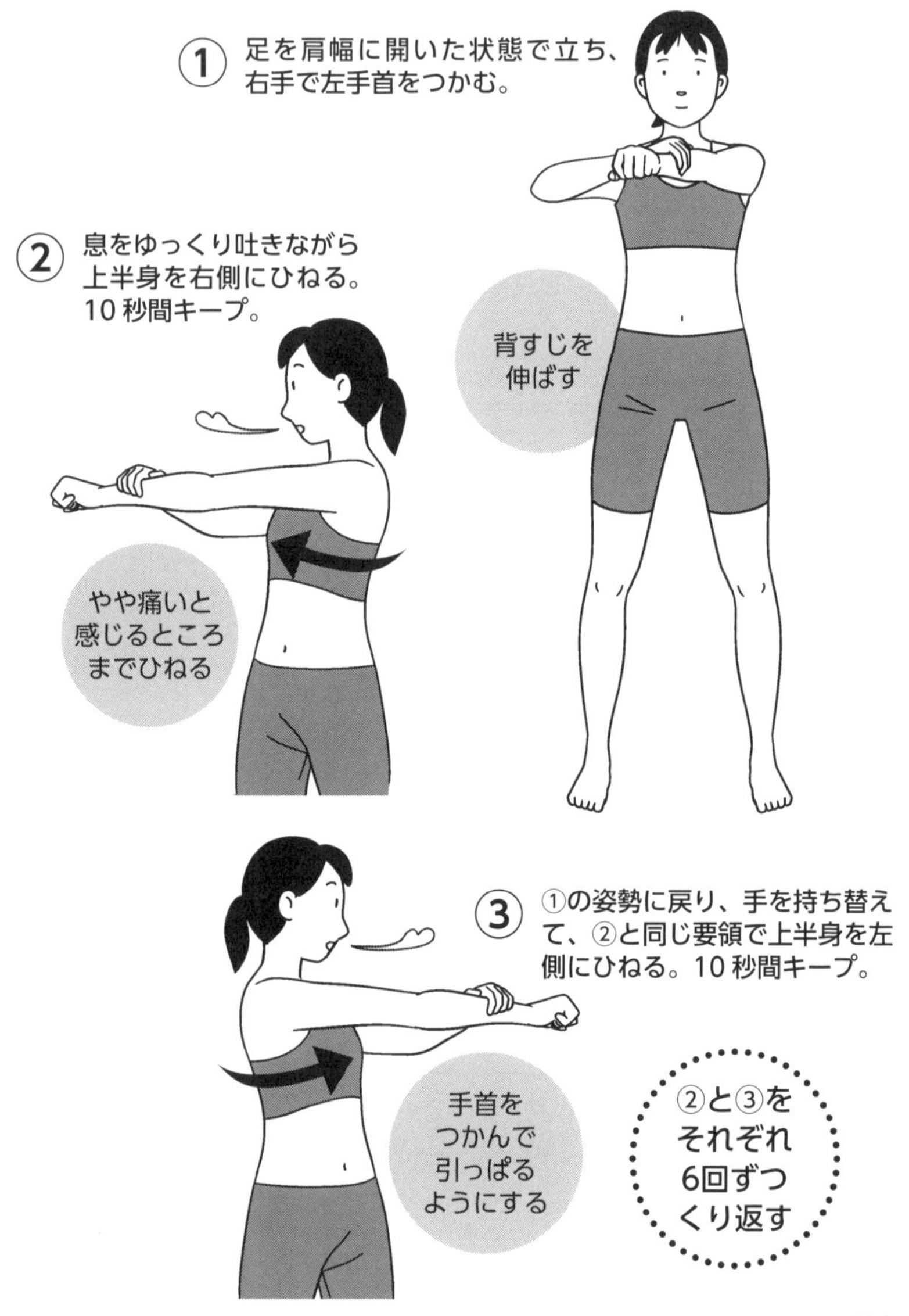

Q76 腹筋を鍛えて排便力を高める体操はありませんか？

腸に刺激を与えて排便力を高めながら、結果として腹筋を鍛えられるのが、「**おなかしぼり**」という運動です（次ページの図を参照）。

足を肩幅に開いて立ち、両手でわき腹をつかんだ状態で、鼻からゆっくり息を吸い、胸を張るようにして背中を軽く反らせます。次に口から息を吐きながら、上半身をゆっくりと倒し、わき腹の肉を両手でヘソに寄せ集めるようなイメージでギュッとしぼっていきます。このとき、肛門（こうもん）を締めることを忘れないようにしましょう。息を吐き切ったら、息を吸いながら上体を元に戻し、両手をゆるめます。この動きを8回くり返すのを1セットとして、朝・昼・夜に1回ずつ行うのが理想的です。体を前に倒し、さらに直接腸に刺激を与えることで、腸全体に圧力が加わり、蠕動（ぜんどう）運動が促されると**ともに、排便に必要な腹筋も鍛えられます。**

また、おなかまわりが気になる女性には、ぽっこりおなかをへこませ、くびれを作る効果も期待できるので、特におすすめです。

（小林弘幸）

排便力を高めるおなかしぼり

① 足を肩幅に開いた状態で立ち、両手で両わき腹をつかんで、背すじを伸ばす。同時に鼻から息を大きく吸い込む。

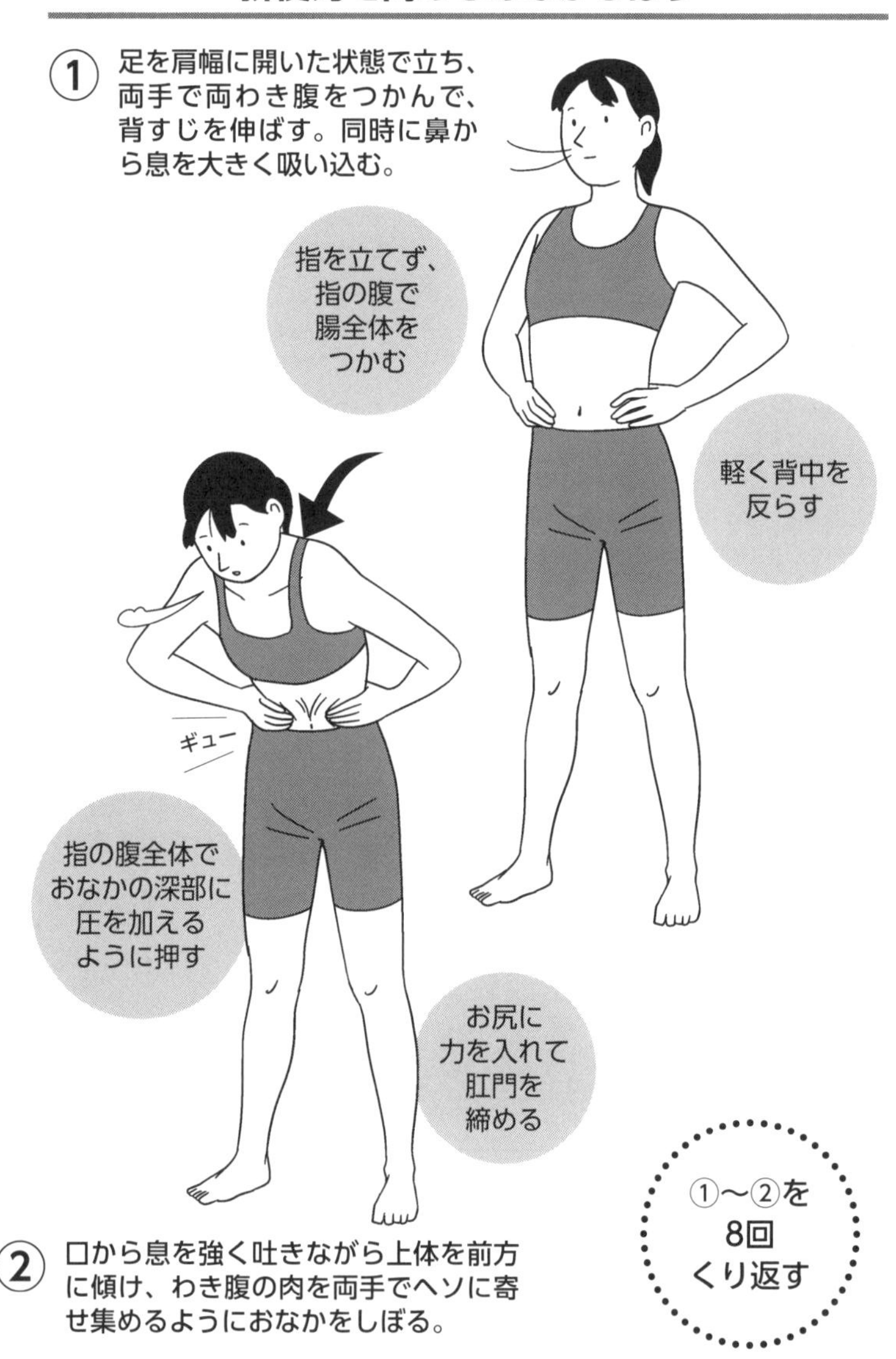

② 口から息を強く吐きながら上体を前方に傾け、わき腹の肉を両手でヘソに寄せ集めるようにおなかをしぼる。

Q77 肛門周辺の筋肉を鍛えて便秘を解消する筋トレはありませんか？

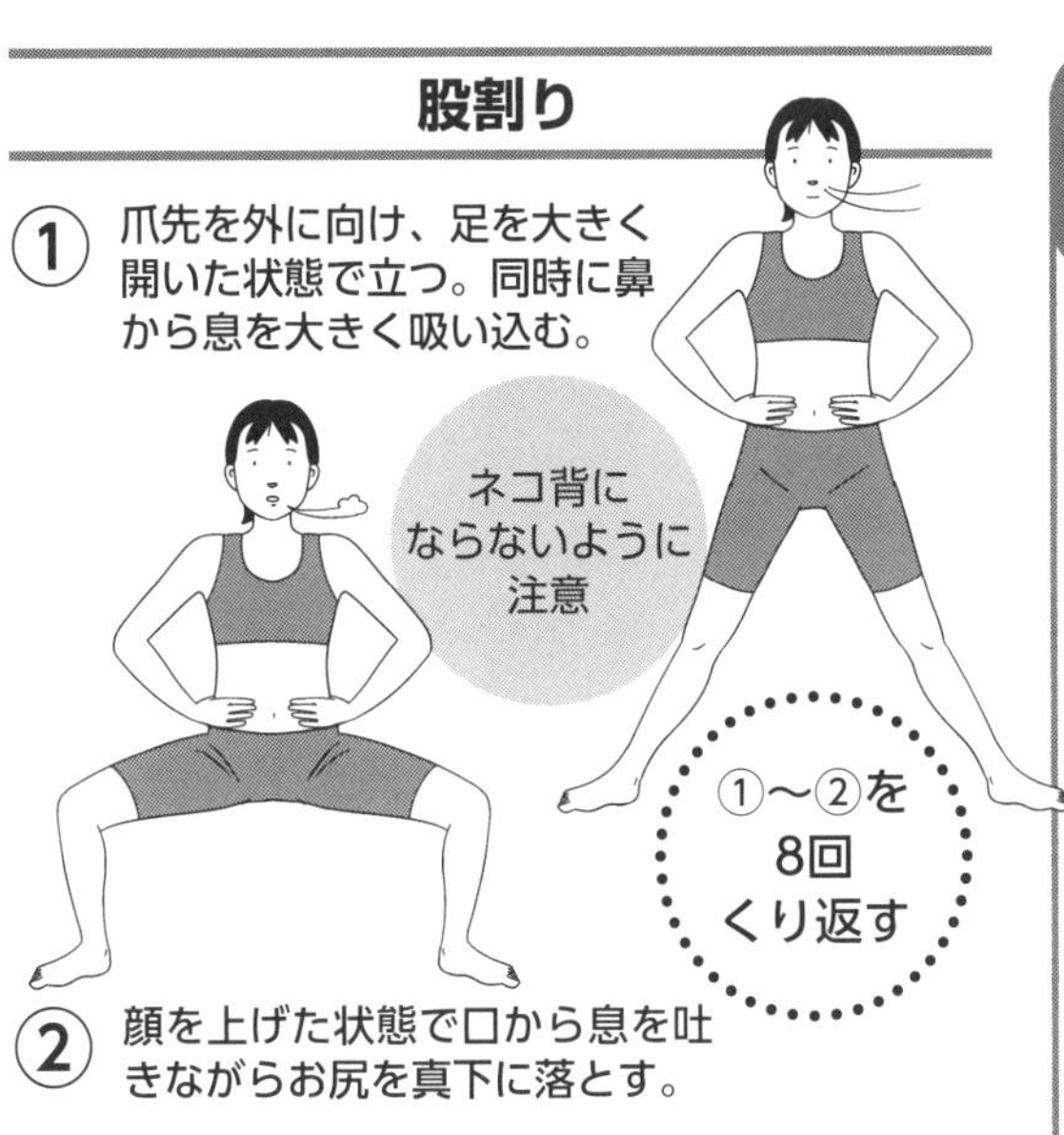

お尻や尿道まわりなどの肛門周辺の筋肉を鍛えるには、「股割り」が最適です（上図参照）。

まず、爪先を外に向けた状態で立ち、鼻から息を吸います。このとき、両足を大きく開くと、腸を下から支える骨盤底筋群への刺激が加わります。次に、顔を上げた状態で息を吐きながら、お尻を真下に落とします。これを8回くり返すのを1セットとし、1日に3セット行いましょう。

肛門周辺の筋肉が強化されるとともに、尿もれにも効果抜群です。（小林弘幸）

Q78 イスに座ったままできる腸のストレッチ法を教えてください。

休憩時間にイスに座ったままできるストレッチを紹介します（次ジの図を参照）。

「逆足首つかみストレッチ」は、背筋を伸ばして深呼吸を3～5回行います。息を大きく吸い込み、そこからゆっくり時間をかけて息を吐きながら、右手で左足首を内側からつかみます。もとの姿勢に戻り、反対側も同様に行います。これを10回くり返したら、同様の順序で今度は足首を外側からつかみ、反対側も同様に行い、これを10回くり返します。深い呼吸といっしょに行うことで、副交感神経が高まり、腸の蠕動（ぜんどう）運動にプラスになります。

「座りながらランニングストレッチ」は、背筋を伸ばして座り、両腕を元気に振ります。同時にランニングを意識して右ひじと左ひざ、左ひじと右ひざがくっつくように交互に足も上げましょう。最初はゆっくり、ときどき速く、またゆっくりと、変化をつけて行うと排便時に使用する筋肉が鍛えられます。腰が曲がらないように注意して、最初は3分間、その後だんだん時間を延ばすといいでしょう。

（小林暁子）

逆足首つかみストレッチ

① 手と反対側の足首を内側からつかむ。左右両方行う。

② 手と反対側の足首を外側からつかむ。左右両方行う。

必ず
深い呼吸と
いっしょに
行う
①と②を
それぞれ
10回ずつ
くり返す

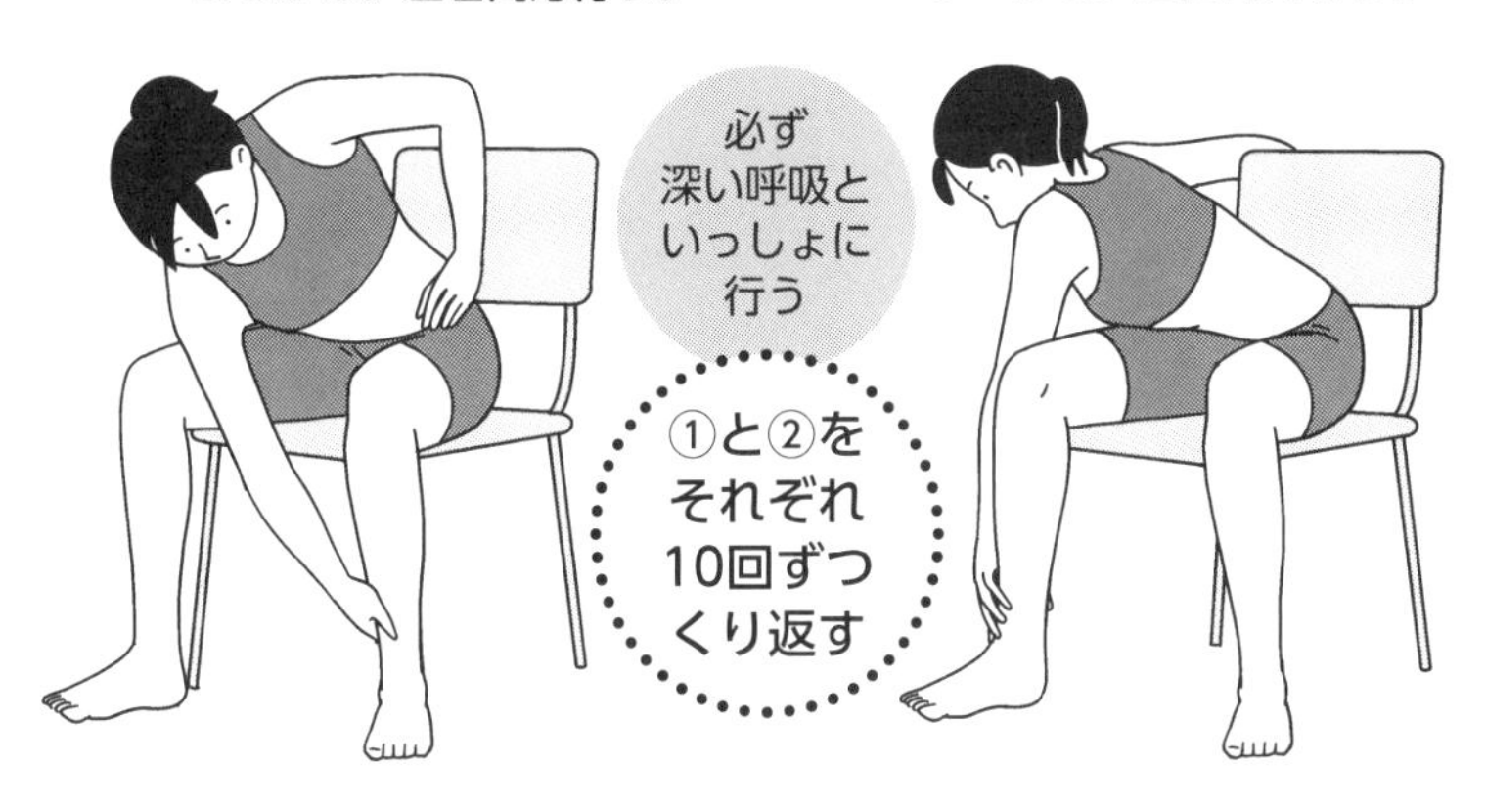

座りながらランニングストレッチ

① ランニングを意識して元気よく腕を振る。

② ひじと逆のひざがくっつくように交互に足を上げる。

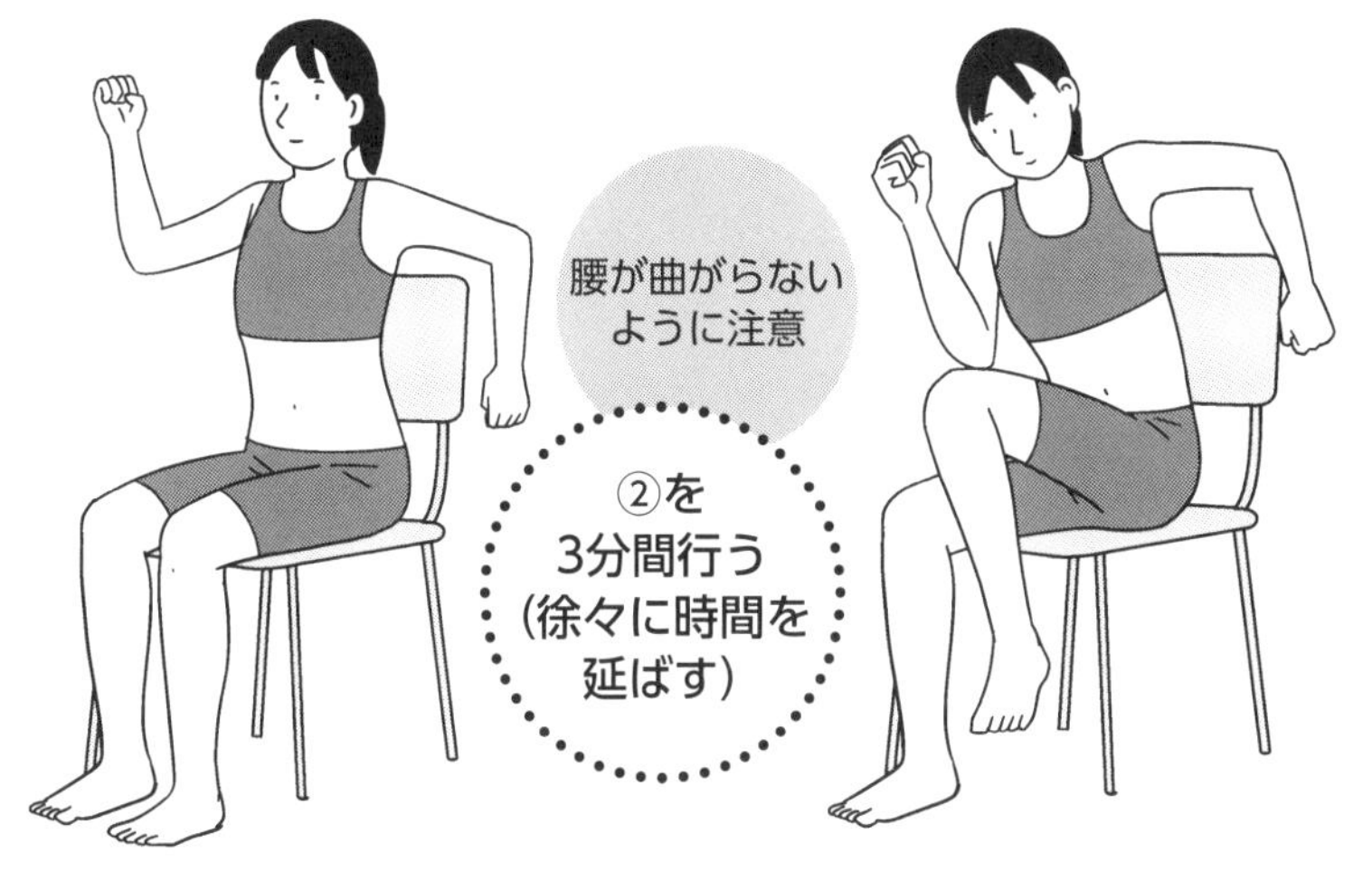

Q79 便秘に効くヨガはありますか？

ヨガは、呼吸を深くしながらゆっくりと体をストレッチしたり、バランスを取ったりする動きであり、全般的に自律神経を整えることから、腸の蠕動運動の活性化が期待できるおすすめの運動です。ここで紹介する4つのポーズは、排便にかかわる筋肉のトレーニングであると同時に、自律神経機能改善、おなかまわりを物理的に刺激して腸の動きを活発にし、加えて、本来あるべき腸のポジションを整える効果があるといわれています。特に、腸が長い「大腸過長症」の人は、腸が下垂して腹部膨満感を感じやすいのですが、ヨガを定期的に行うことで不調が和らぎます。

（小林暁子）

ヨットのポーズ

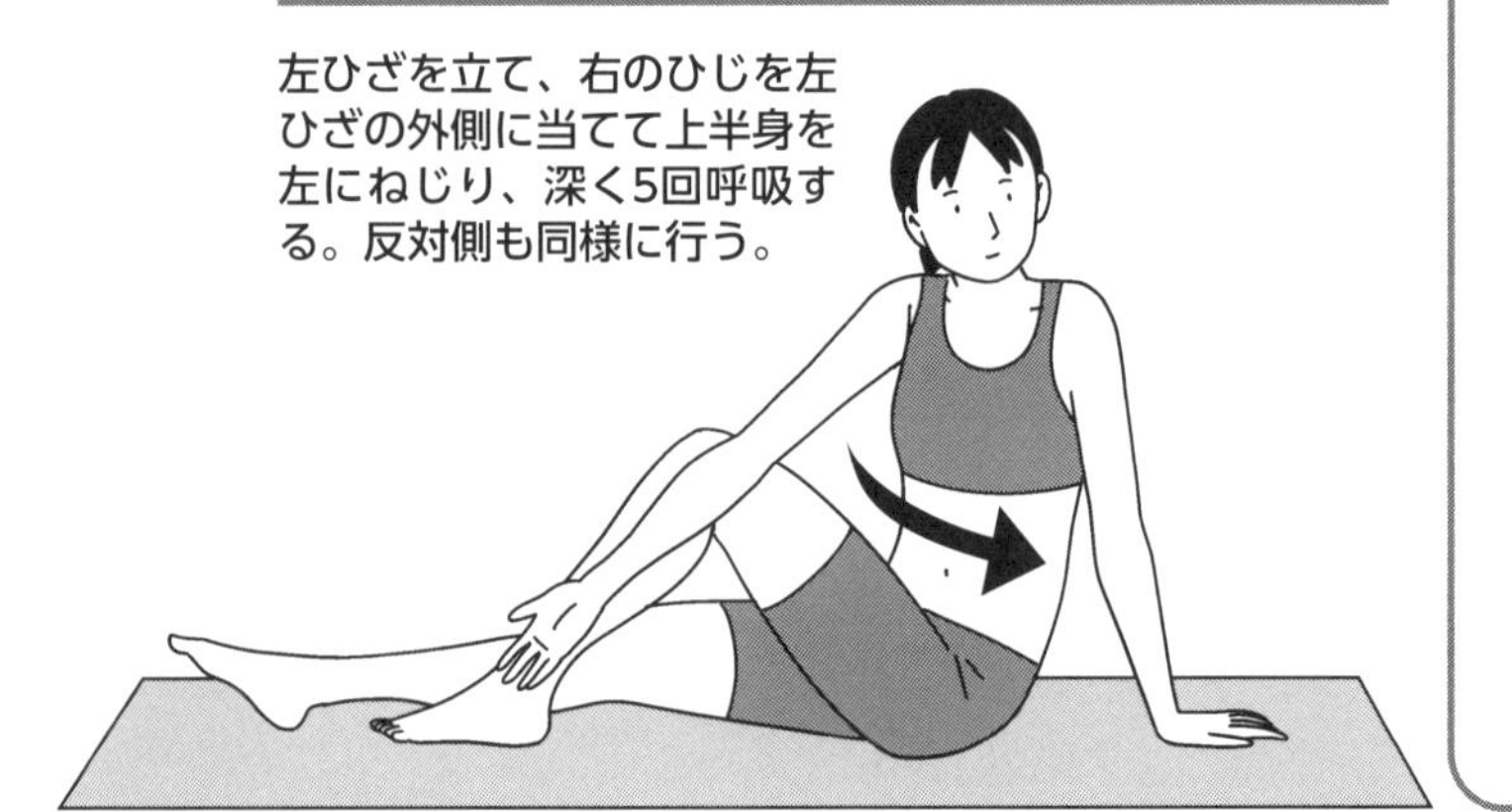

左ひざを立て、右のひじを左ひざの外側に当てて上半身を左にねじり、深く5回呼吸する。反対側も同様に行う。

マーメイドのポーズ

横向きに寝て下側の腕を伸ばし、両足を上げて深く5回呼吸する。
反対側も行う。

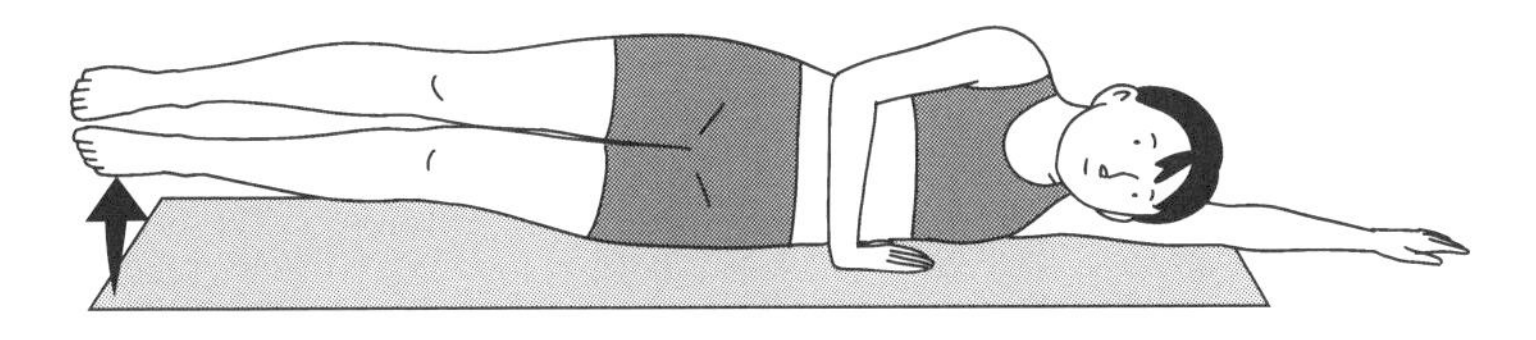

ネコのポーズ

ひざを肩幅ほどに開き、両手を前に伸ばして、額を床につける。
深く5回呼吸する。

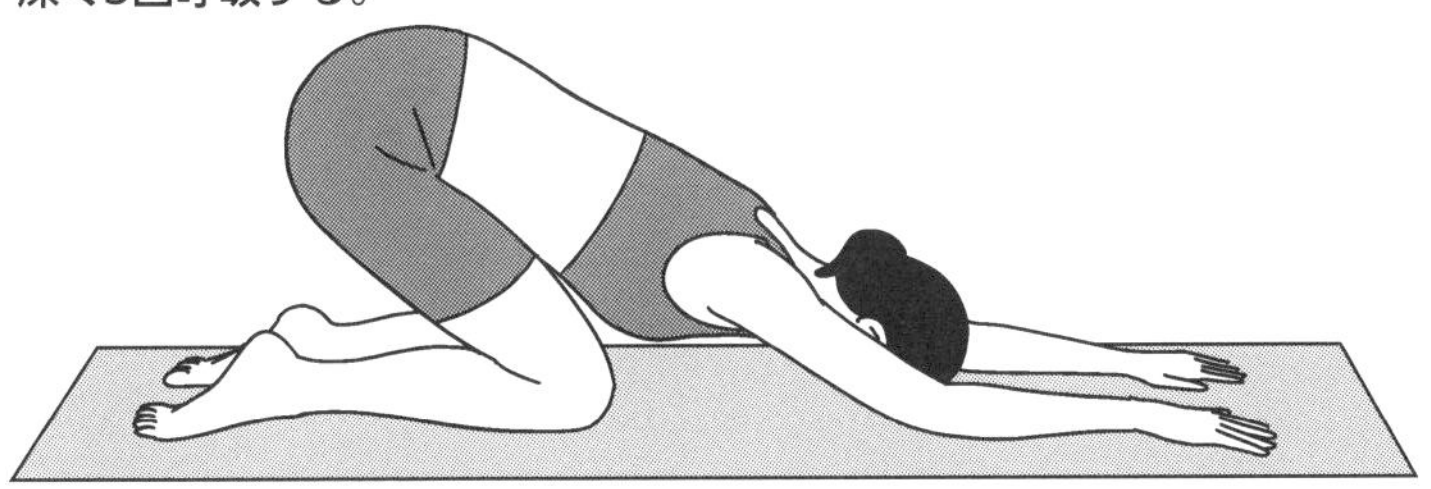

バッタのジャンプのポーズ

うつぶせになって両手を背中で組み、肩と両足を上げる。
深く5回呼吸する。

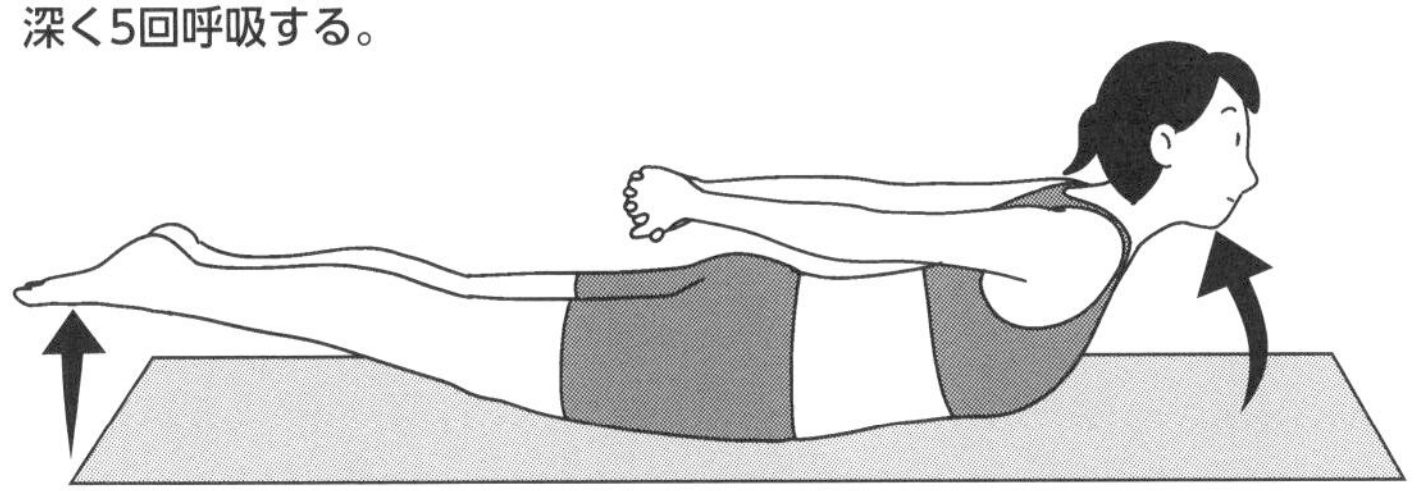

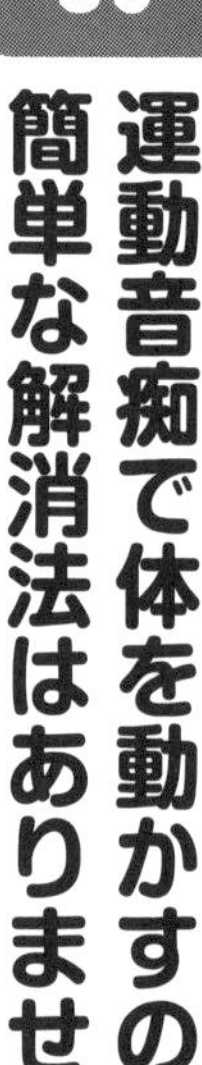

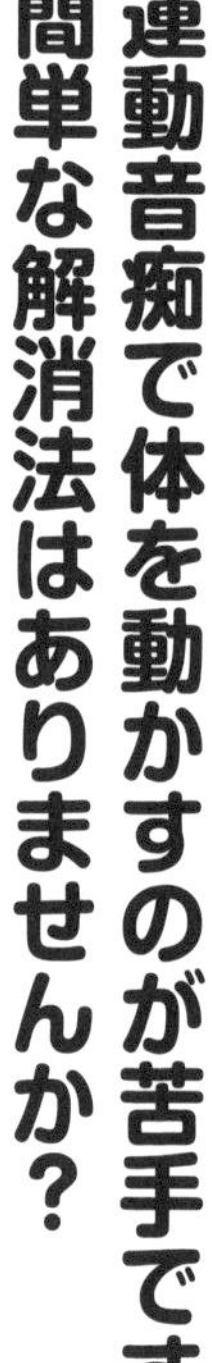

Q80 運動音痴で体を動かすのが苦手です。簡単な解消法はありませんか？

便秘改善のために運動は欠かせませんが、ふだんから一切運動をせず、苦手意識を持っている人にとって、いきなり運動を始めるのはハードルが高いかもしれません。そこで、運動を始めるためのきっかけとしておすすめなのが「夜30分ウォーキング」です。

夕食後30分たってから、静かな街並みを30分間ゆっくりと歩くことで、自律神経が安定し、副交感神経の活動レベルが高まります。これを毎日続けることで、腸も健康になっていきます。（小林弘幸）

夜30分ウォーキング

あごを上げ、遠くを見る
呼吸は自然にする
肩の力を抜き、背すじをまっすぐに伸ばす

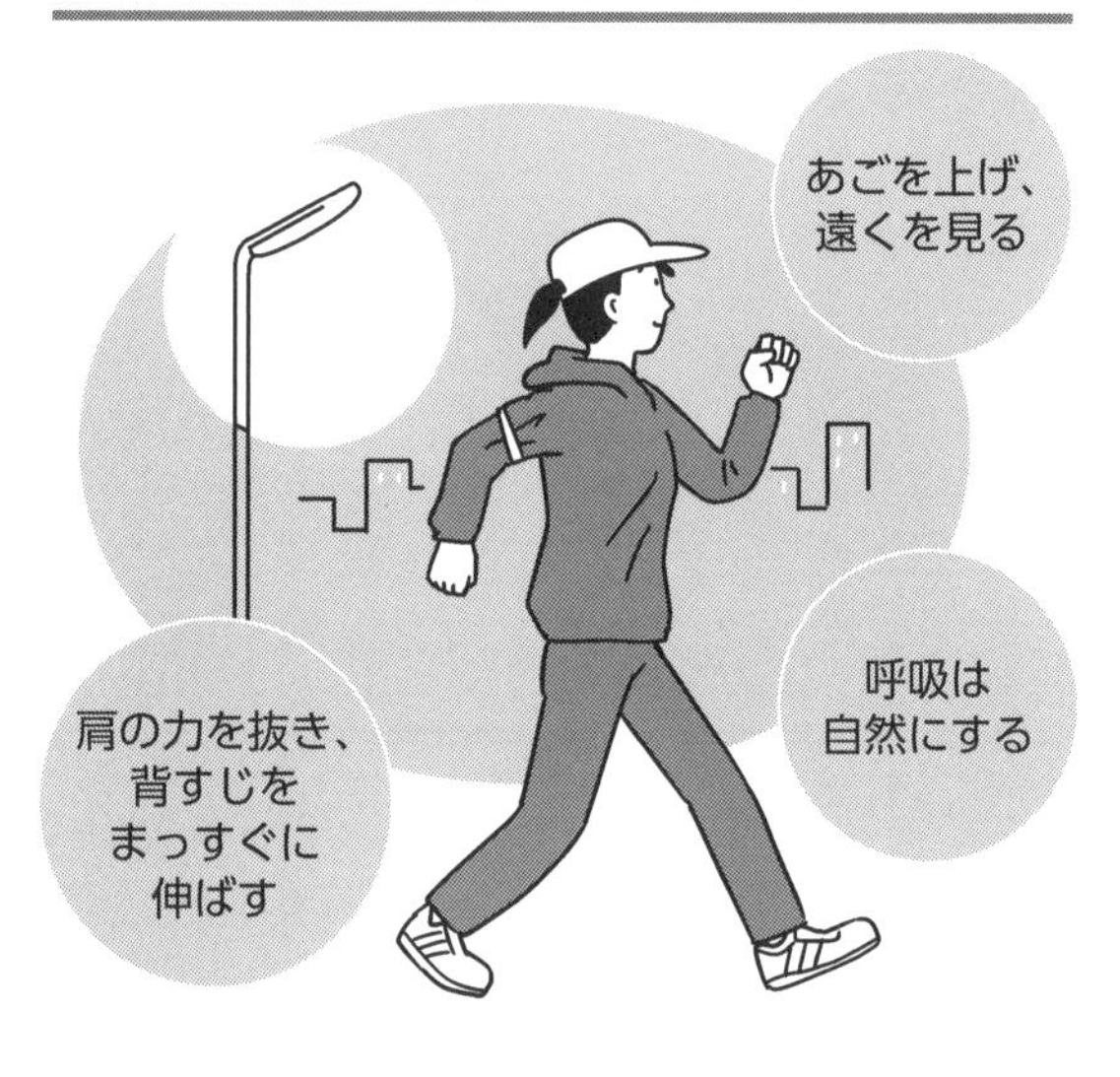

第7章

慢性便秘に効果のある
マッサージとツボについての
疑問 7

Q81 いきんでも出ないとき、トイレで便を出やすくするマッサージはありませんか？

お通じを促すためのマッサージとしては、「『の』の字マッサージ」と「腸のタッピング」が効果的です（次ページの図を参照）。

「『の』の字マッサージ」は、ヘソを中心に大腸の形に沿って、時計まわりに「の」の字を描くというもので、おなかをさするのではなく、腸の中につまっている物を肛門へ移動させるようなイメージで、ゆっくりと手を動かすのがポイントです。なお、反対まわりだと腸の動きと逆行するため効果がなくなってしまいます。

次に「腸のタッピング」は、爪を立てずに指の腹で、小腸、大腸を問わず、おなか全体をトントンとたたくことで、蠕動運動を促していくマッサージです。少しずつ移動させながら、30秒〜1分間程度刺激を与えつづけていくのがポイントになります。

どちらも手軽なマッサージのため、仕事中や移動中など、いつでもどこでも行えるのが利点です。特にタッピングは、食後に行うと消化・吸収がスムーズになるのでおすすめです。それぞれ、生活スタイルに合わせて習慣にするといいでしょう。

（小林弘幸）

「の」の字マッサージ

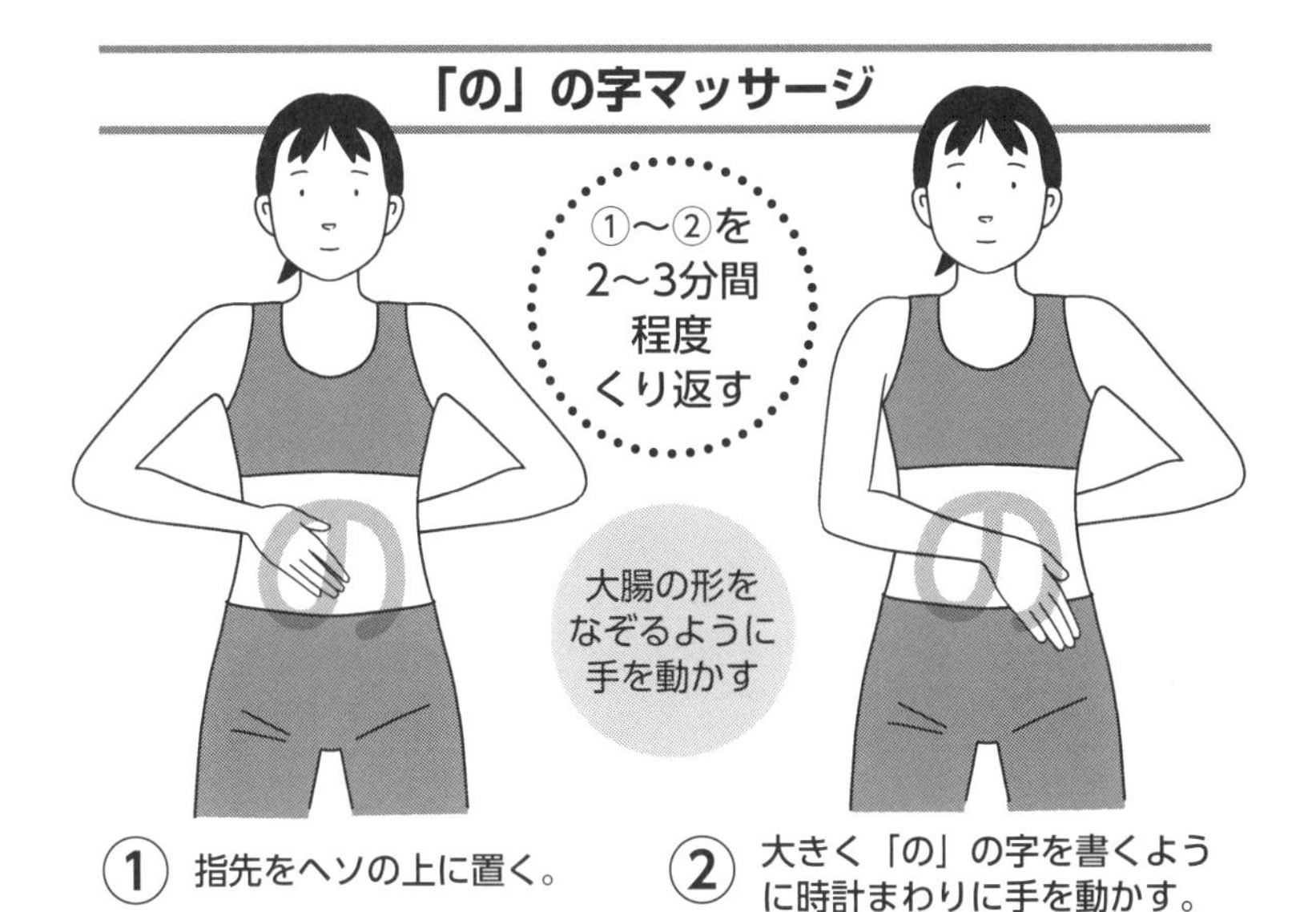

① 指先をヘソの上に置く。

② 大きく「の」の字を書くように時計まわりに手を動かす。

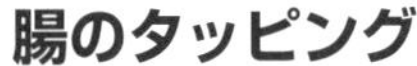

腸のタッピング

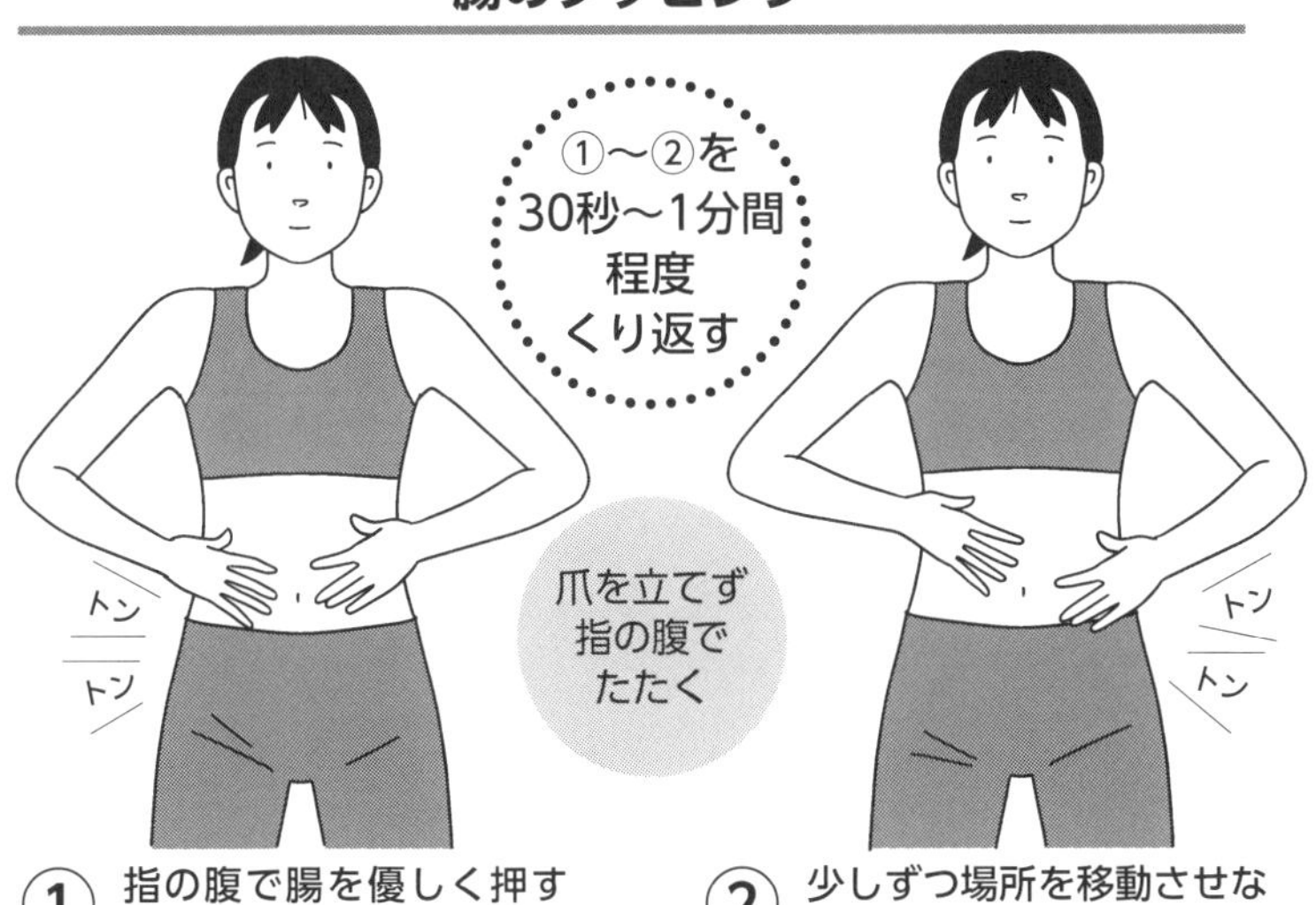

① 指の腹で腸を優しく押すようにたたく。

② 少しずつ場所を移動させながらたたく。

Q82 「『の』の字マッサージ」が効かないとき、効果を高める方法はありませんか？

「『の』の字マッサージ」（Q81を参照）があまり効かないという人のために、「前傾肛門ツイスト」を紹介します（次ページの図を参照）。

「前傾肛門ツイスト」は、トイレやイスに座った状態のまま、上体を前に倒して体をひねり、肛門括約筋にひねりの刺激を与えることで、肛門に圧力をかけ、おなかにたまった便を直腸から下ろすという運動です。

手を太ももに乗せた姿勢から体をひねり、それを左右交互にゆっくり行いましょう。肛門に刺激が加わっていることを意識しながら行うのがポイントです。

また、前傾肛門ツイストの変化系として「しゃがみツイスト」もおすすめです（次ページの図を参照）。こちらはトイレではなく、リビングなどの室内で行う運動で、イスの背もたれにつかまって、かかとを浮かせた状態でしゃがみ、その姿勢から腰を左右交互にひねることで、肛門に負荷がかかり排便が促されます。さらに、かかとを床に着けた状態で行えば、体のひねりが深くなり、より効果が高まります。（小林弘幸）

前傾肛門ツイスト

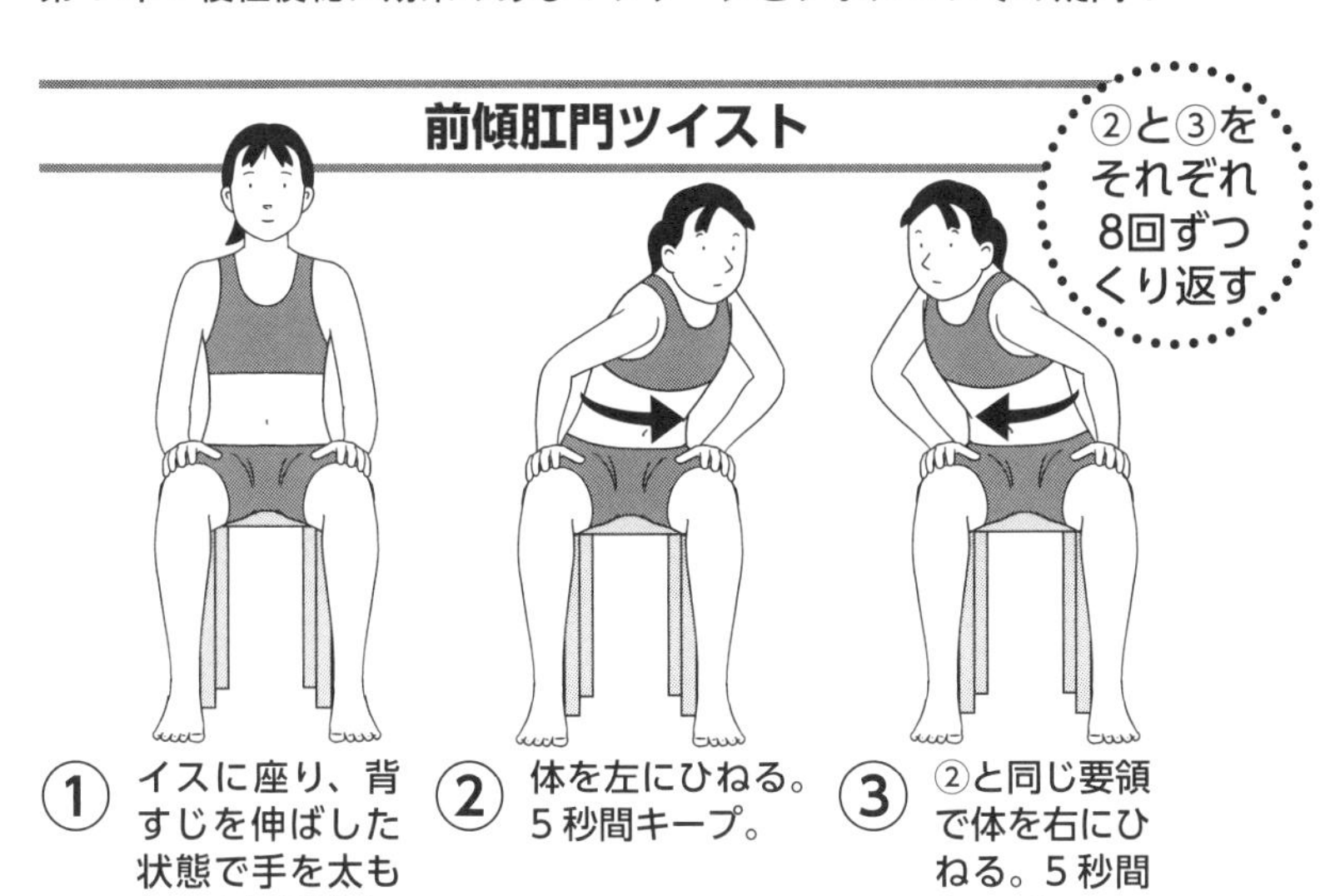

① イスに座り、背すじを伸ばした状態で手を太もも上に乗せる。

② 体を左にひねる。５秒間キープ。

③ ②と同じ要領で体を右にひねる。５秒間キープ。

しゃがみツイスト

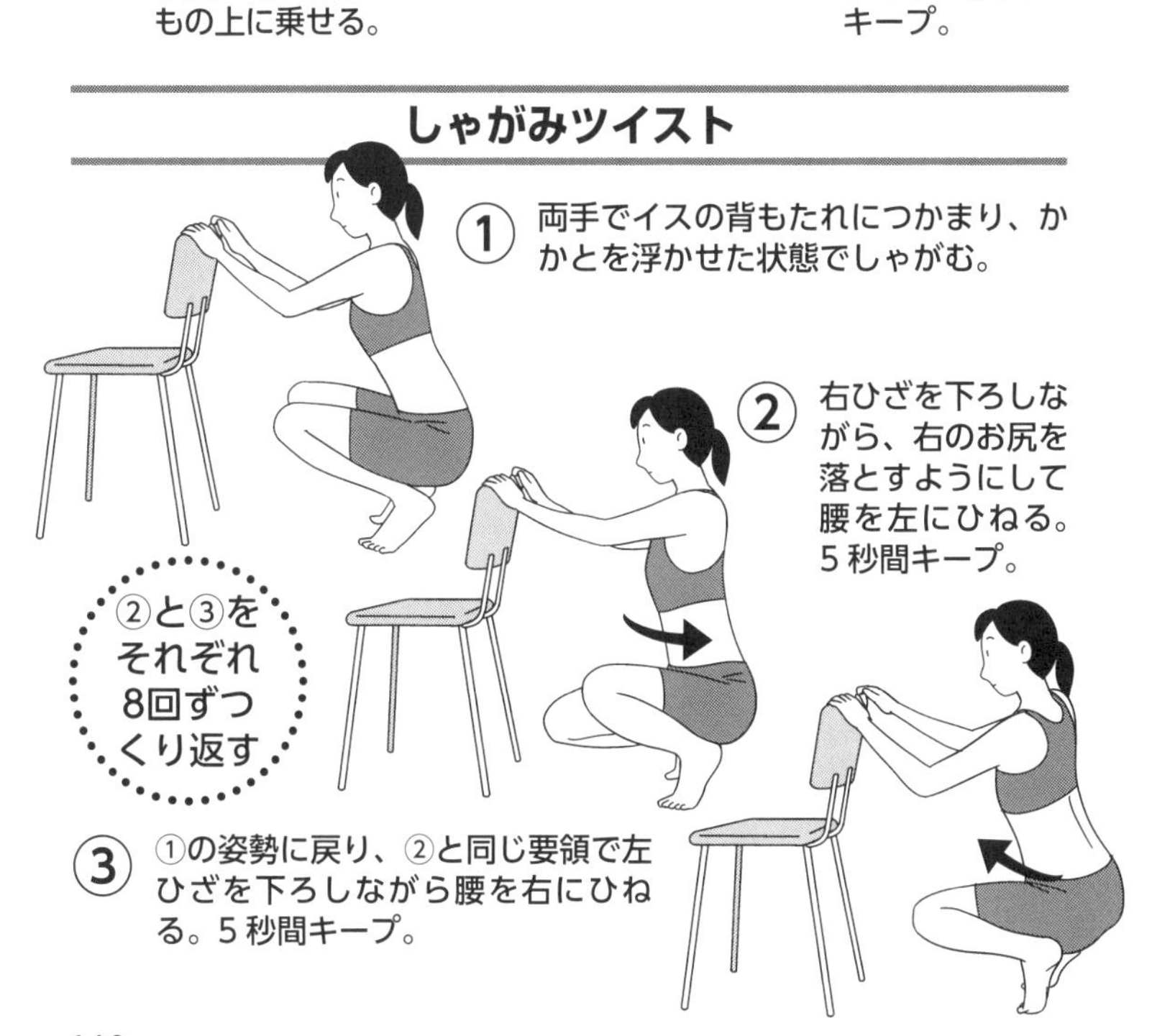

① 両手でイスの背もたれにつかまり、かかとを浮かせた状態でしゃがむ。

② 右ひざを下ろしながら、右のお尻を落とすようにして腰を左にひねる。５秒間キープ。

③ ①の姿勢に戻り、②と同じ要領で左ひざを下ろしながら腰を右にひねる。５秒間キープ。

Q
83

おなかをマッサージするときのポイントを教えてください。

腸は皮膚の上から直接刺激を与えることで、機能を高めることが可能です。おなかをマッサージするさいは、特に便が滞りやすい「腸の四隅」に刺激を与える「**大腸の4点もみ**」が、より効果が高いでしょう（次ジペーの図を参照）。

大腸は、体内でだいたい四角形に広がっています。左右の肋骨（ろっこつ）の下あたりと左右の腰骨のあたりが四角形の4つの曲がり角にあたるので、まずはその4点をきっちりと押さえましょう。

次に左手で左の腰骨のあたり、右手で右の肋骨の下あたりをギュッとつかみ、ゆっくりともみほぐします。そのさい、大腸をつかみ、直接刺激を与えるようなイメージを持つといいでしょう。そして、両手とも上下を入れ替えてもみほぐし、最後にヘソの横に指先をそろえ、ヘソに向かって押すようなイメージで刺激を加えます。この順番で合計1～2分間程度マッサージを行い、腸内環境を整えていきます。なお、食後1時間は避けたうえで、朝と夜の2回行うのが理想です。

（小林弘幸）

便の滞留を解消する大腸の４点もみ

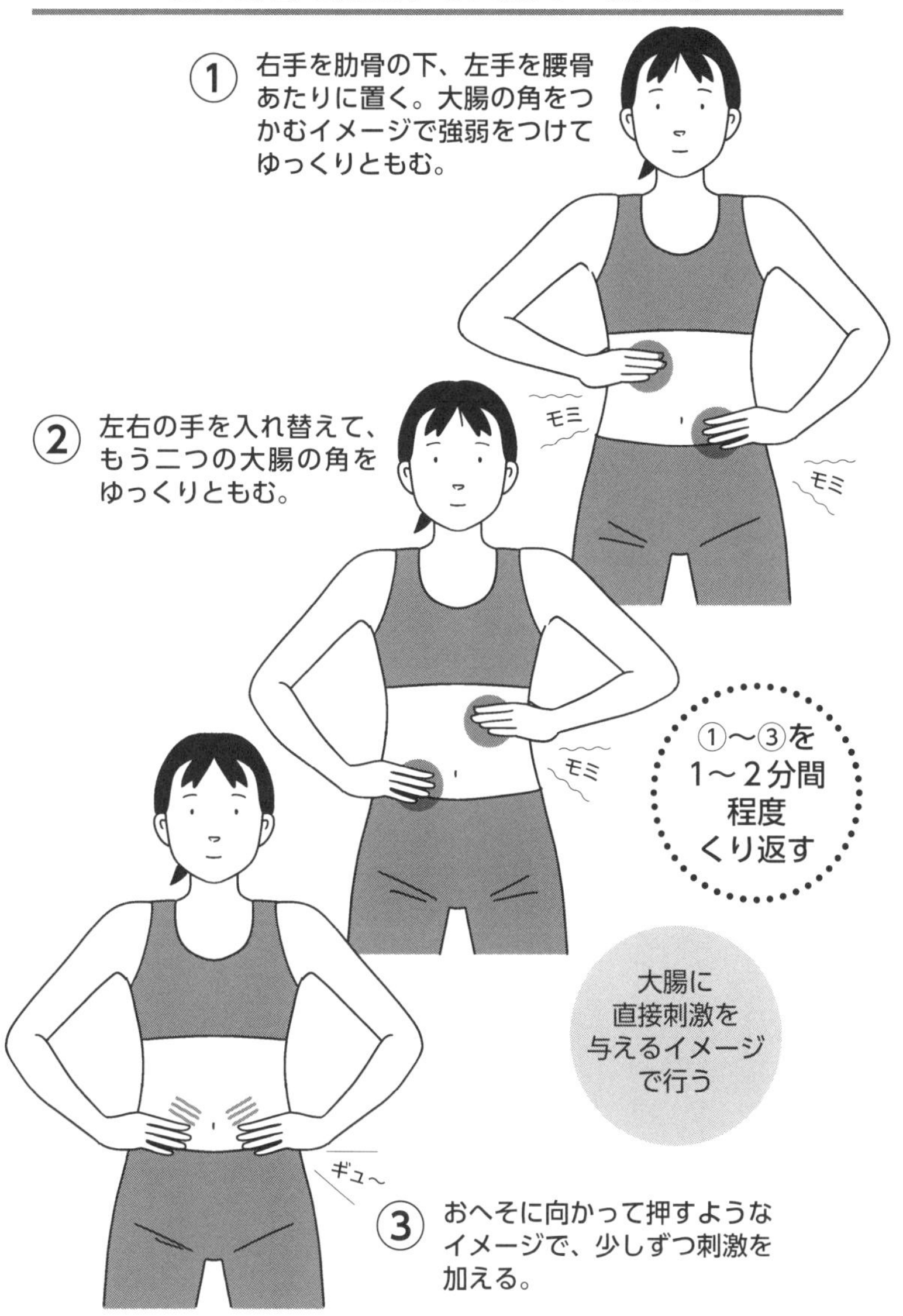

Q 84

副交感神経を優位にして腸の働きを整えるマッサージはありませんか？

これまで説明してきたように、副交感神経が優位になると蠕動運動が活発化し、腸の働きを安定させることができます。そこで、副交感神経の働きを高めるためにおすすめのマッサージが「頭のタッピング」です（次ページの図を参照）。頭部には、副交感神経に刺激を与えるツボがたくさんあります。

「頭のタッピング」は、人さし指・中指・薬指を使って、ほんの少しの力加減で、頭の前から後ろ、側頭部にかけて頭皮を順番にトントンとたたいていきます。なお、頭を洗うときのようにゴシゴシと刺激してしまうと、交感神経が優位になり逆効果なので、優しく刺激することがコツです。

さらに余裕がある人は、「顔のタッピング」も続けて行いましょう（次ページの図を参照）。眉間から始めて、眉→目→目のまわり→鼻の下→あごの順にたたいていきます。

頭と顔のタッピングは、深呼吸をしながら、各部30秒間を目安に行いましょう。特に消化・呼吸がスムーズになる毎食後に行うのがおすすめです。

（小林弘幸）

腸の動きを整える頭のタッピング

主に人さし指・中指・薬指の
腹を使って、頭の前から後ろ、
側頭部にかけて優しくたたく。

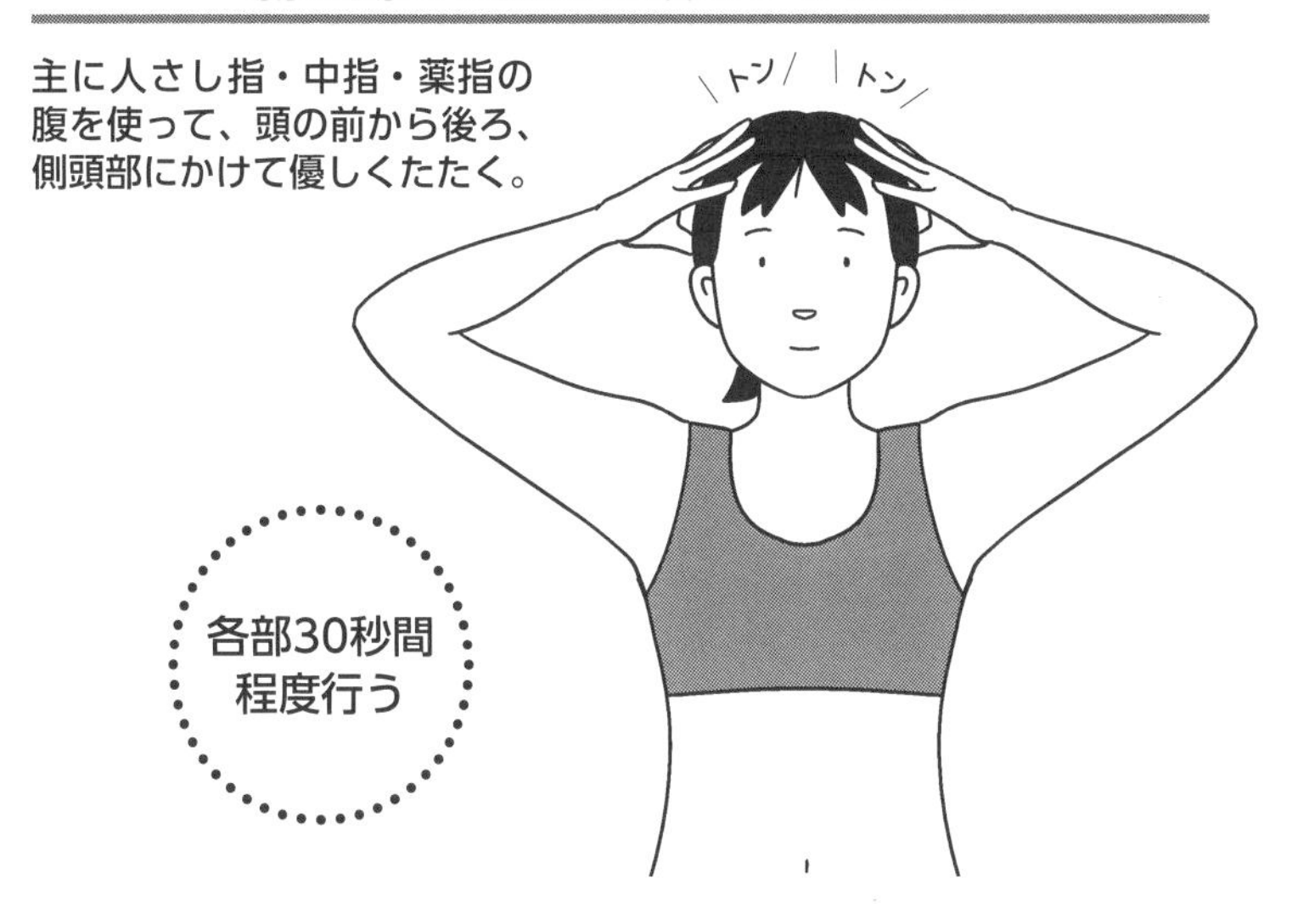

腸の動きを整える顔のタッピング

人さし指・中指・薬指の指の腹
を使って、眉間から目、鼻の下、
あごの順に優しくたたく。

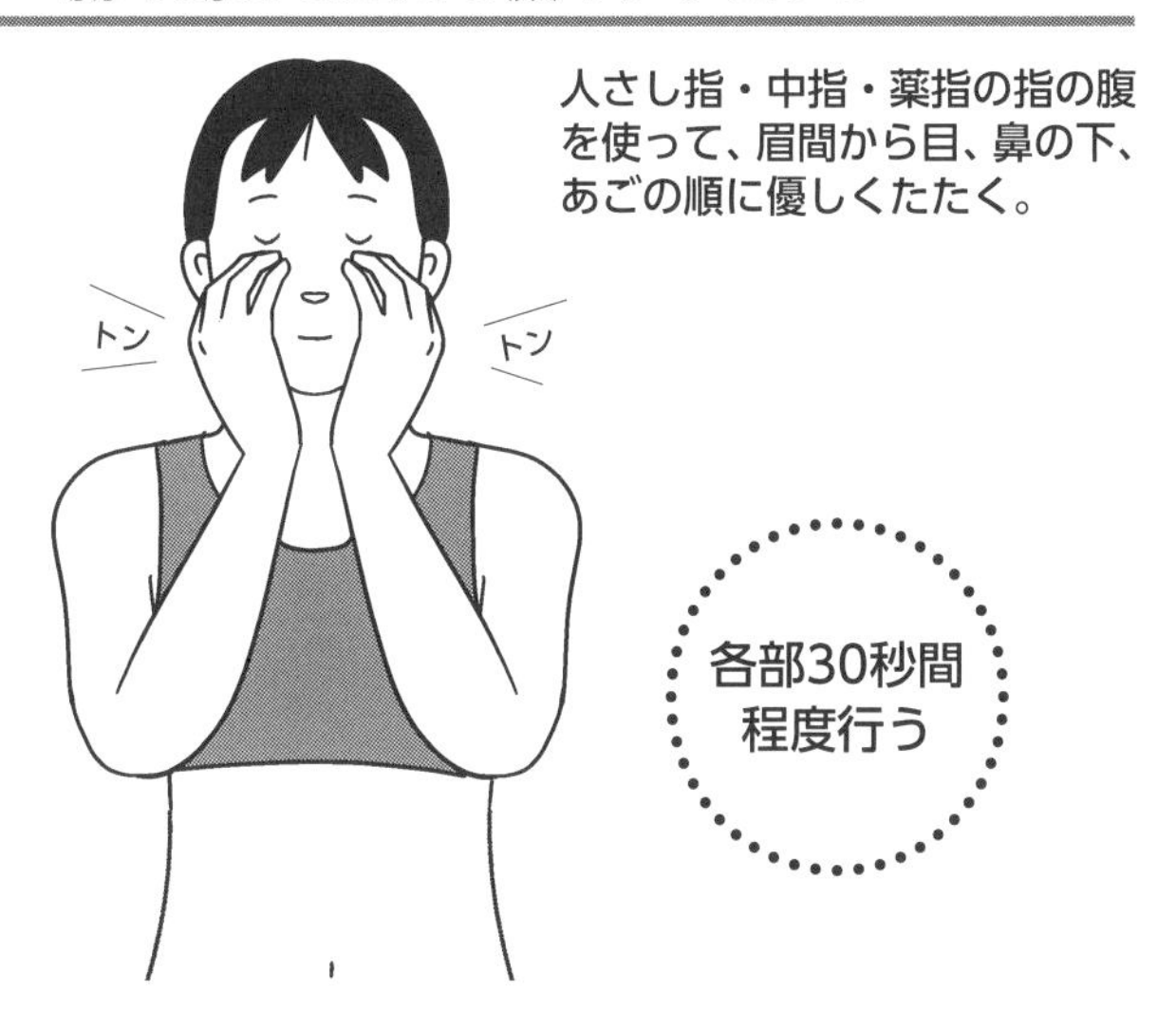

Q85 仕事中でもできるガス抜きのマッサージ法はありませんか？

こぶしでガス抜きマッサージ

① 足を組み両手でこぶしを作る。

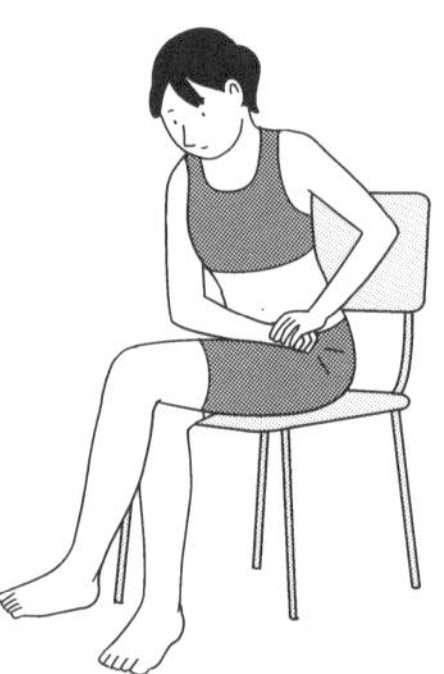

② こぶしがおなかに当たるようにゆっくり上半身を倒す。10秒間キープ。反対側も同様に行う。

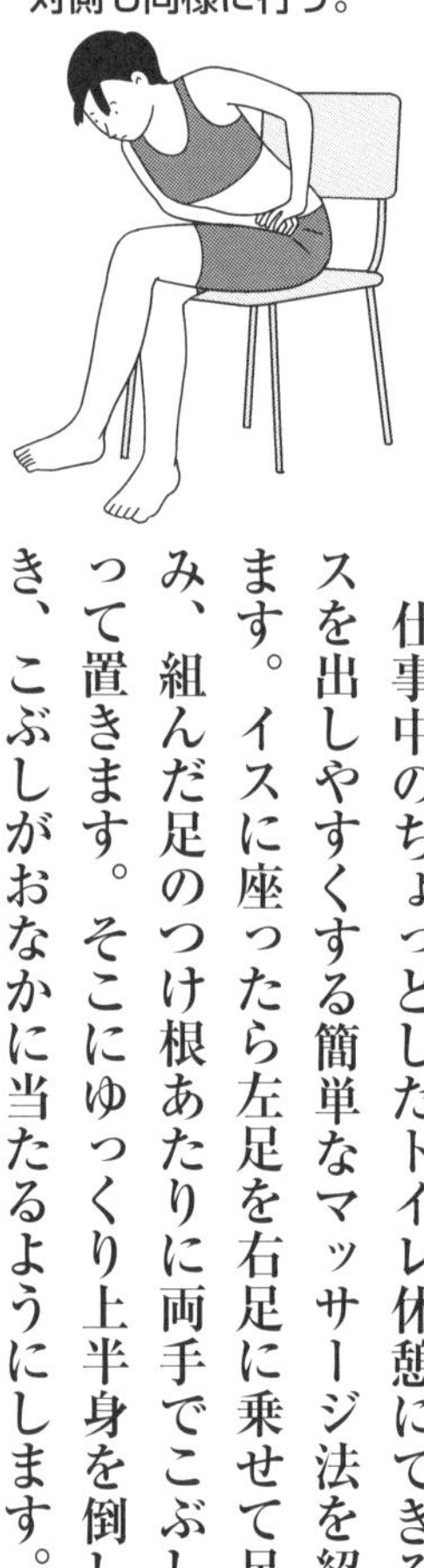

仕事中のちょっとしたトイレ休憩にできる、ガスを出しやすくする簡単なマッサージ法を紹介します。イスに座ったら左足を右足に乗せて足を組み、組んだ足のつけ根あたりに両手でこぶしを作って置きます。そこにゆっくり上半身を倒していき、こぶしがおなかに当たるようにします。10秒間ほど姿勢をキープして上体を起こし、足を組み替えて同様に行います。まず、肛門（こうもん）から遠い右側（大腸の入り口側）を圧迫することで、腸に動く指令を出し、少し動き始めたところで肛門に近い左側（大腸の出口側）をやさしく圧迫することでガスが出やすくなります。

（小林暁子）

Q86 お風呂でできる便秘にいいマッサージ法を教えてください。

お風呂で腸マッサージ

① [A]の突起で、天枢からはじめ、おなか全体を押して天枢へ戻る。

② [B]の突起で同様に行う。痛気持ちいい程度にしっかり押し込む。

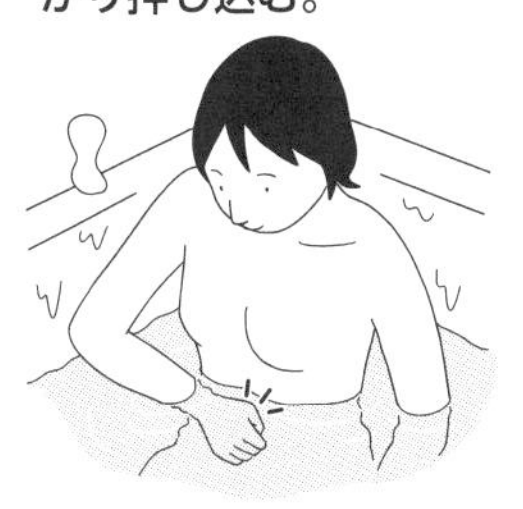

お風呂でゆったり湯船につかりながらでもできる、腸マッサージとストレッチを紹介します。湯船は熱すぎない温度にして、集中しすぎてのぼせたり、無理な姿勢を取ってケガをしないように、注意してください。水分摂取をしながら行うことをおすすめします。

「お風呂で腸マッサージ」は、「半身浴」の状態で行います。手を丸めてネコの手をイメージします。まずはこぶしのなだらかな[A]の突起（上図[A]）を使い、ヘソ横の「天枢（てんすう）」というツボ（Q87を参照）を息を吐きながらやさしく押します。次に、ヘソの上下を同様に押します。その手をだんだんおなか全体の外側に広げてさまざまなところを押したら、また天枢に戻ってきます。今度は、鋭角なⒷの突起（前ページの図Ⓑ）で同様に行いますが、このときは「痛気持ちいい」程度にしっかりと押し込みましょう。

これをリラックスして数分かけて行うといいでしょう。

「**お風呂で腸ストレッチ**」は、「全身浴」か「半身浴」で行います。足を軽く開いて座ります。両手を広げて浴槽のふちに沿わせて乗せ、翼を広げるイメージで胸を張って胸郭を広げ、ゆっくり深呼吸を数回した後、左右交互にゆっくりと顔と上半身を同じ方向にひねってください。次に、軽く開いていた足をそろえて、顔と上半身を右に向けたときは足を左にひねり、その逆も行い、より体のひねりを強くしていきます。

のぼせないように個人のペースで、数分間行うようにしましょう。

（小林暁子）

お風呂で腸ストレッチ

① 軽く足を広げ、左右交互に顔と上半身をひねる。

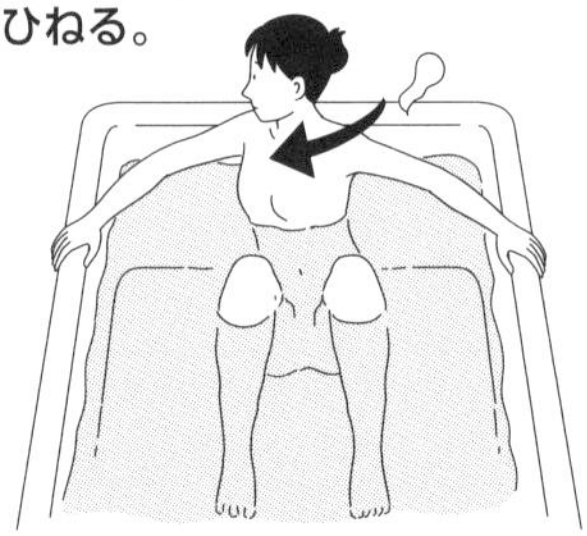

② 足をそろえて上半身と逆の方向へ足をひねる。反対側も同様に行う。

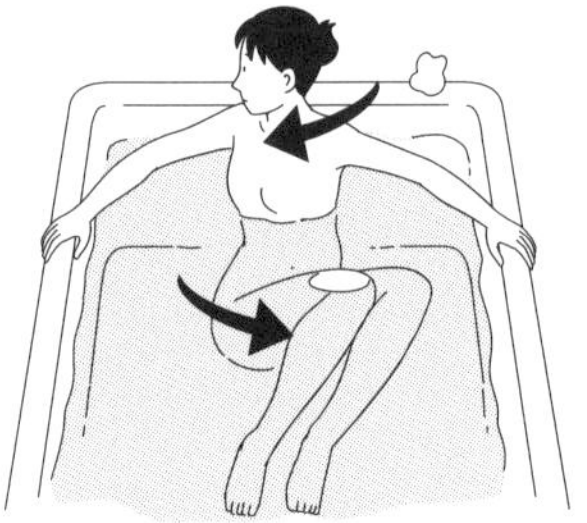

Q 87 便秘に効くツボはありますか？

ツボは、「経絡（けいらく）」といわれる全身に張りめぐらされたネットワーク上に無数に存在していいます。もちろん便秘に効くツボもあるので、おなかと背中・腰にある定番のツボを紹介しましょう（次ページの図を参照）。

まずはおなかのツボです。ヘソから左右横側に指３本分離れた位置にあるのが「天枢（てんすう）」、そこから指３本分下の位置にあるのが「大巨（だいこ）」と呼ばれるツボで、それぞれ大腸を活性化させる効果があるといわれています。親指を上に向け、気持ちよく感じる範囲内で押すのがポイントです。

次に背中・腰のツボです。一番下の肋骨（ろっこつ）から指２本分下、背骨から指４本分左右横側の位置にあるのが「大腸兪（ゆ）」と呼ばれるツボで、腰骨の高さで背骨から指２本分左右横側の位置にあるのが「便秘点」、いずれも大腸の働きを高めるのに効果があり、便秘や下痢（げり）などに即効性があるといわれています。背中のツボは、うつぶせになって人に押してもらう、あるいはあおむけになってテニスボールなどを押し当てるといいでしょう。また、ツボを温めるのも効果があります。

（小林弘幸）

おなかのツボ

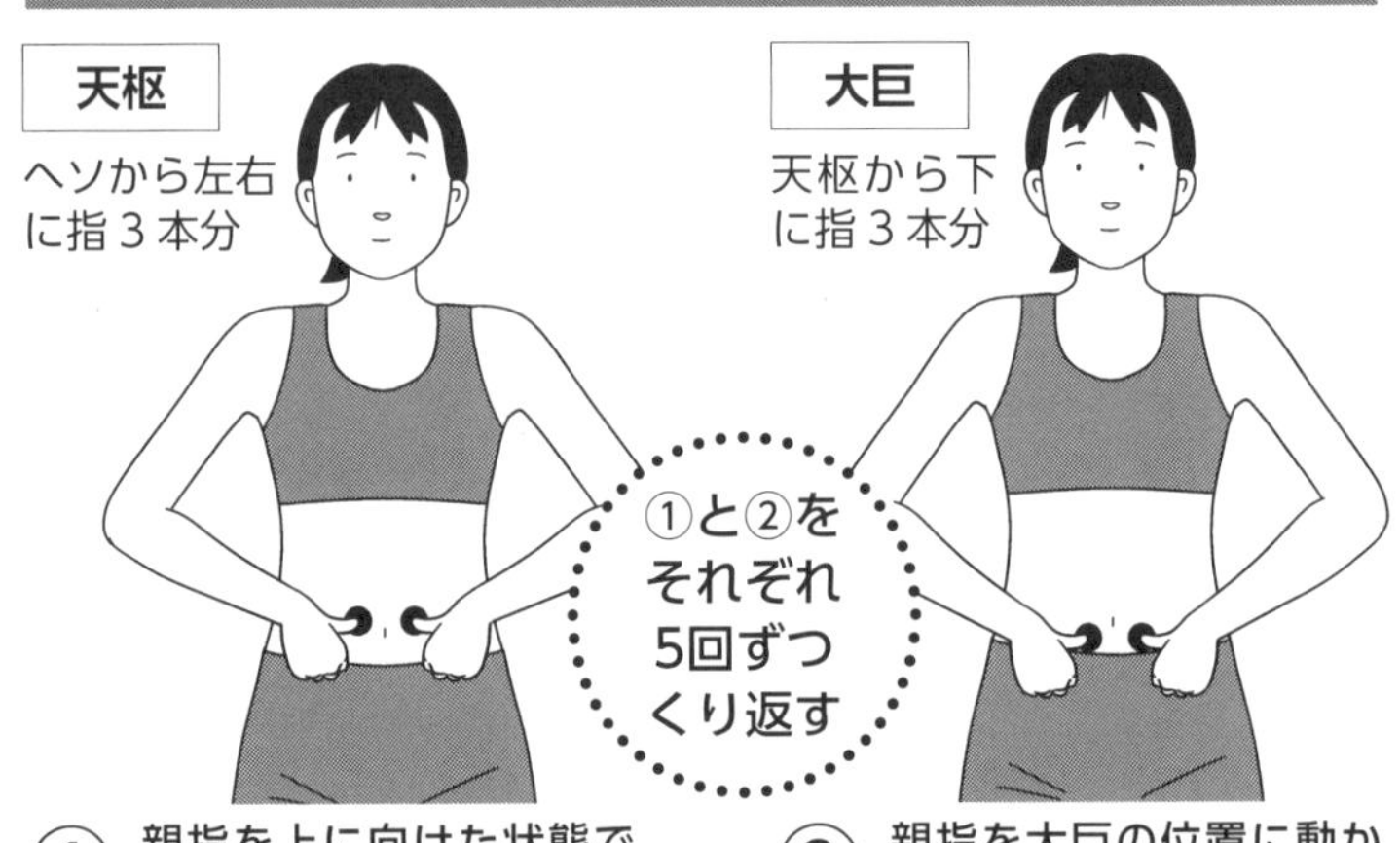

① 親指を上に向けた状態で天枢の位置に置き、ツボを押す。３秒間キープ。

② 親指を大巨の位置に動かし、ツボを押す。３秒間キープ。

背中・腰のツボ

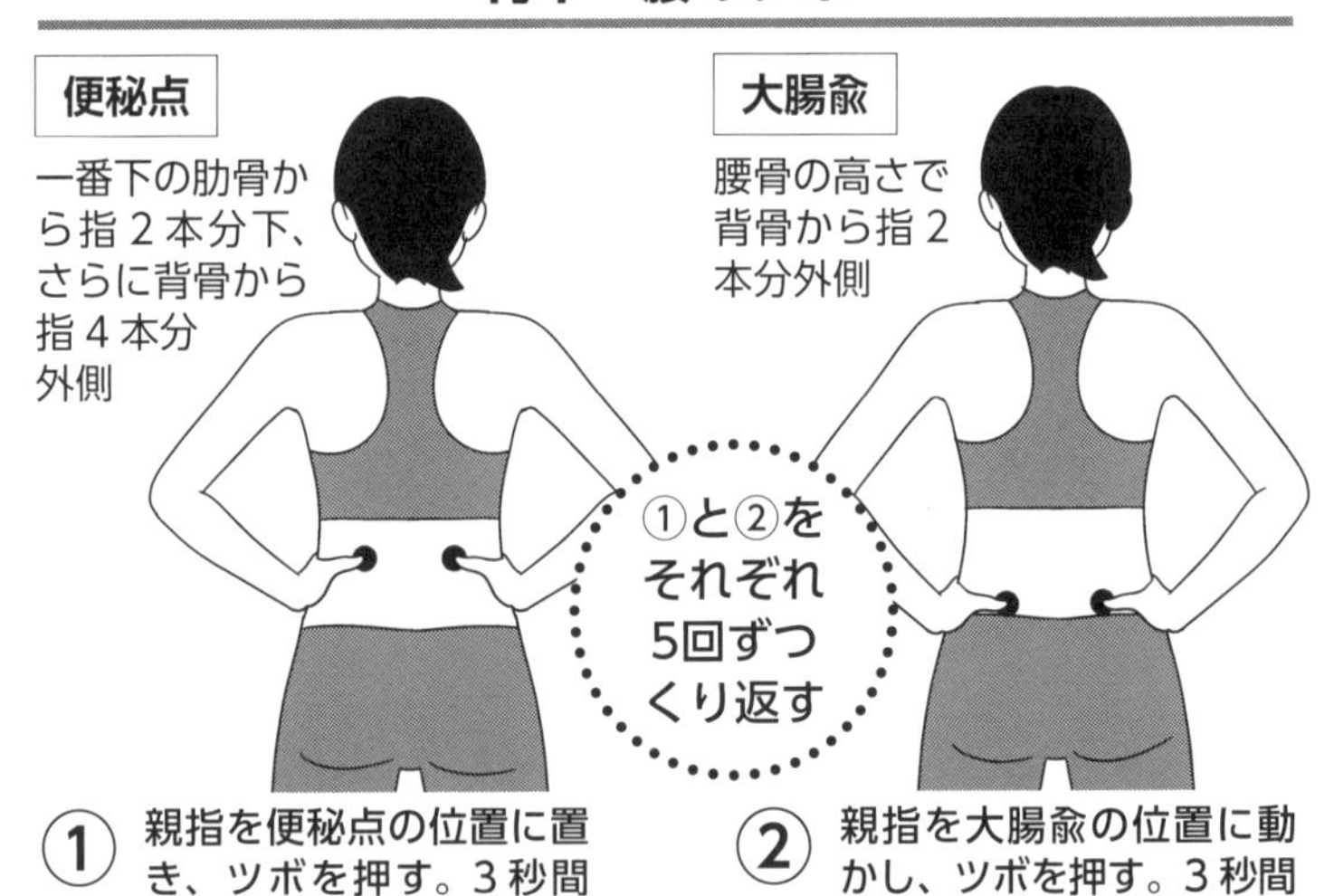

① 親指を便秘点の位置に置き、ツボを押す。３秒間キープ。

② 親指を大腸兪の位置に動かし、ツボを押す。３秒間キープ。

第8章

慢性便秘の人の
食事についての疑問 12

Q88 朝食をとったほうがお通じがよくなりますか?

食事は排便に大きくかかわっています。

1913年に、少量の食物を摂取すると、大腸に大きな収縮が発生することが発見され、「胃結腸反射」と名づけられました。この**大腸の大蠕動(ぜんどう)を起こしてくれる胃結腸反射は、胃が空っぽのときほど起こりやすい、つまり朝食後に一番起こりやすいのです。**

1935年には日本の医学博士が、イヌにも胃結腸反射が起こることを確認しました。イヌの両側の迷走神経(腹部にまで到達している脳神経)を切断してもこの反射は消えず、逆に、おなかに穴をあけ直接胃に食物を入れると、胃結腸反射が消失してしまうことを確認したのです。このことから、**胃に食べ物が入ったことではなく、食べたという精神的・感情的な刺激が大腸を動かしていることがわかりました。**つまり、遅刻しそうになって慌てて朝食を食べた場合など、食べることに意識が向いていないと反射が起こりにくくなるかもしれないということです。

ゆったりとした気分で、食べることに意識を向けて朝食をとり、胃結腸反射を上手に使って快便をめざしましょう。

(三原　弘)

Q89 毎日きちんと食事をとっているのに便が出ないのはなぜですか？

毎日きちんと食事をとっていても、その食事内容が偏っていれば便秘の原因となります。具体的には、食物繊維や水分などが足りないと、便は硬くなり、消化管を通過しにくくなります。食事内容に問題がなくても、冷えやストレスなどの外的要因によって腸の働きが悪くなり、便が出なくなってしまう場合もあり、食事という一要因だけを見て便秘を判断することはできません。

また、仕事場や学校などでの時間の制約、痔の痛み、恥ずかしさといった理由で排便を我慢しているうちに便意が鈍り、直腸に便がたまってしまう場合もあります。たまった便は硬くなり、出すのがさらに難しくなるという悪循環に陥るため、便意を感じたらできるだけ速やかにトイレに行くようにしてください。

さらに、便秘の解消法として下剤に頼るような生活を続けていると、いざ便のもとが直腸にきても、その刺激を脳に伝える「排便反射」が起こらず、排便ができないという事態に陥ることもあります。

（小林弘幸）

Q 90 快便になるための朝昼晩の食事のタイミングや注意点を教えてください。

「快眠・快食・快便」は、健康を維持する秘訣（ひけつ）としてよくいわれていることです。

それには理由があります。睡眠にも食事にも排便にも、自律神経が関係しているからです。食事は自律神経に作用する大切なアクションで、食事中は交感神経が優位に、食後は消化のために副交感神経が優位になります。この食事と自律神経の関係を利用して、交感神経の活動が高まり始める午前6〜7時に朝食、ピークを迎える正午ごろに昼食をとることで、日中のパフォーマンスを上げます。そして、夜間に副交感神経の活動を高めるために、夕食は午後7〜8時までにすませましょう。このように自律神経のバランスのアップダウン（Q32を参照）と行動を合わせることで、快眠・快食・快便を得ることができます。時間どおりに食事ができないときは、その時間に飲み物やおやつをとるといった工夫をしましょう。また、就寝直前の食事は自律神経のバランスを崩すだけでなく、交感神経優位のまま眠るために消化・吸収が不十分となり、便秘を招きます。食事は就寝3時間前までが原則です。

（小林弘幸）

Q91 断食をすると便秘が悪化しますか？

体内にたまった老廃物や、有害化学物質や有害ミネラルなどの毒素を外側に排出させることで、体が本来持つ力を取り戻し、健康的な生活を実現させようという方法が「デトックス（解毒）」です。

デトックスは今やポピュラーな健康法として一般に広まり、これまでにさまざまな方法が提唱され、サプリメントなどの新商品が開発され、そのたびにブームが起こってきました。

その一方で、エビデンス（科学的根拠）に欠けるといった批判は古くからあり、その効果について疑問の声が上がっていることも事実です。

便秘改善とデトックスの関連としては、腸の中をきれいに掃除する**腸デトックス**のための「断食」という方法があげられます。

いったん腸を空っぽにすることで、悪玉菌でいっぱいになってしまった腸をリセットしようという断食で、これにかんしては、**1回であればそれほど否定すべき方法ではなく、便秘に対しても効果があると考えられます。**

ただし、何回もくり返し行うのは、むしろ逆効果になってしまうので注意が必要です。

腸という臓器は、毎日きちんと動きつづけることでみずから栄養素を吸収し、毒素を外に排出しています。こうした腸本来の働きがあるにもかかわらず、断食によって無理やり腸内を空っぽにするというのは、腸の持つ力を低下させていくことにつながりかねないからです。

また、ダイエット目的で断食をする人がいますが、これも腸のためには望ましくないといえるでしょう。腸の状態をますます悪化させるばかりか、交感神経が優位になり、自律神経も乱れていき、血液もドロドロになってしまいます。また、断食で一時的にやせたとしても、無理がたたってすぐにリバウンドしてしまい、もとの体重に逆戻りしてしまう可能性もあります。

どうしてもいったん腸をリセットしたいという場合は、自律神経を乱さずに行える以下の二つの断食法がおすすめです。短期集中コース（①）にするかじっくりコース（②）にするか、どちらかを選んで決めてください。

①1日リセット法

［方法］ 1日のうち2食はスープ、1食は水のみを飲むという方法です。水のみで1食すませるのが難しければ、スープに替えても大丈夫です。なお、何か疾患（しっかん）がある場合は主治医と相談してください。

腸デトックスのための断食法のメニュー

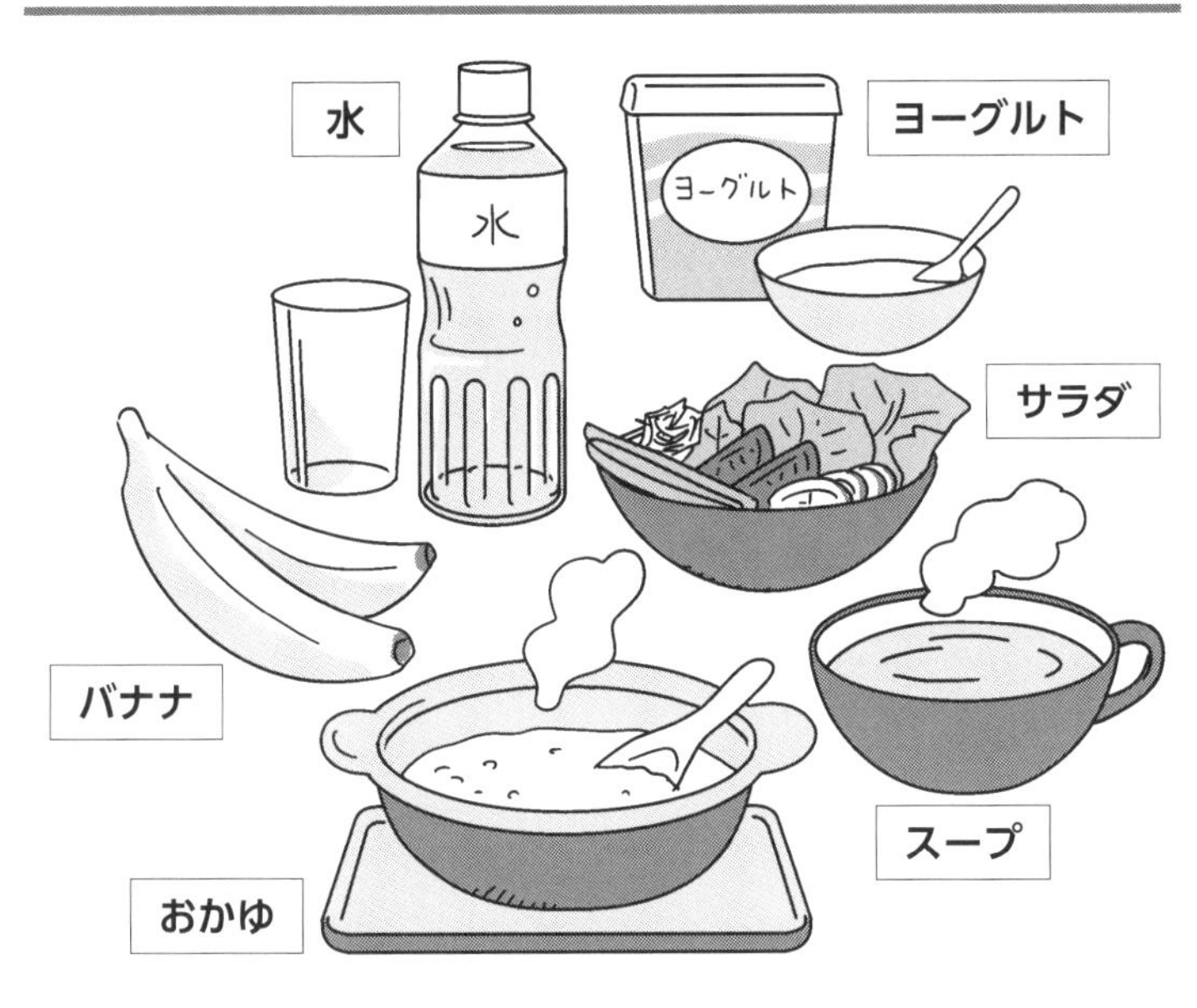

②3日リセット法

［方法］　3日間かけてゆっくりリセットするという方法です。①のコースのような断食はせず、固形の食べ物を1日3食とることができます。

メニューはそれぞれ、朝食がバナナとヨーグルトと水。昼食は野菜サラダ。夕食はかつお節を少量かけたおかゆ。これを3日間続けます。

なお、朝のバナナとヨーグルトにかんしてはいくら食べてもかまいません。また、夜のおかゆが難しければ、サラダに替えても結構です。

これらの簡単な二つの断食法を行えば、腸をいったんリセットすることが可能です。

（小林弘幸）

Q92 外食が多いのですが、便秘と関係がありますか？

外食では、腸内環境を整えるうえで重要な野菜や発酵食品をとることが難しく、外食中心の偏った食生活が続けば、それだけ便秘になる可能性も高まってしまいます。そうならないためには、外食のときでもなるべく野菜や発酵食品をメニューに取り入れるように意識しましょう。

昼食時はパスタやチャーハン、カレーなどの単品メニューではなく、発酵食品であるみそ汁や納豆、野菜などのおかずがついた定食を選ぶようにしましょう。夕食やお酒を飲むときのおつまみには、コンニャクやワカメなどの海藻類、サラダやおひたしなど、なるべく多くの食品をとるようにします。

アルコールについては、適量であればストレス解消に役立ちますが、そのまま飲みつづけてしまうと交感神経を優位にし、副交感神経を低下させるため、自律神経のバランスをくずしてしまいます。本来なら飲酒後約3時間で分解されるアセトアルデヒドという毒素が体内に残り、その間ずっと興奮状態が継続し、血管の収縮も長時間続きます。お酒を飲むときは、同量の水をいっしょに飲むといいでしょう。（小林弘幸）

Q93 腸内細菌のバランスがいいと便秘が改善するといいますが、なぜですか？

「幸せ物質」とも呼ばれるセロトニンは、感情をコントロールし、気持ちを安定させ、リラックスした気分にさせる脳内の神経伝達物資として知られています。ただし、脳にあるセロトニンは約２％にすぎず、およそ90％が大腸に存在し、腸の大蠕動を助けるという重要な役割を担っています。ひとたびセロトニンの量が増えすぎると大腸が過度に動いて下痢を起こし、逆に減少しすぎると大腸の動きが鈍くなって便秘になってしまうのです。

最近の研究によると、このセロトニンの量を調節しているのが腸内細菌だということが明らかになってきました。腸内細菌が大腸の粘膜にくっつくことで、セロトニンの分泌量を調整していたのです。

腸内細菌という、私たちの腸内に棲みついた「よそ者」は、大腸を動かすエネルギー源となる有機酸を作るとともに、セロトニンの分泌量をちょうどよく調整することで、下痢や便秘を防いでくれているのです。

（中島　淳）

Q 94

おなかの張る人はオリゴ糖をとらないほうがいいといわれましたが、なぜですか？

腸内細菌のエサとなるオリゴ糖（Q100を参照）の摂取は大切ですが、便秘のタイプによっては注意が必要です。食物繊維には、ゲル状となって便を軟らかくする「水溶性食物繊維」、水分を吸ってふくらみ便量を増やす「不溶性食物繊維」があります。また、消化しづらく、大腸の中で発酵しガスを発生させ、おなかの張りの原因となり得る「FODMAP（フォドマップ）」が注目されています。オリゴ糖はFODMAPですから、おなかの張る人は、避けたほうがいいでしょう。（三原 弘）

FODMAPに含まれる食品

頭文字	このカテゴリの化合物	これらの化合物を含む食品
Fermentable（発酵）		
Oligosaccharides（オリゴ糖）	フルクタン、ガラクトオリゴ糖	小麦、大麦、タマネギ、ニンニク、エンドウ豆、ピスタチオ、マメ科植物など
Disaccharides（二糖類）	乳糖	ミルク、カスタード、ヨーグルトなど
Monosaccharides（単糖類）	フルクトース	リンゴ、ナシ、マンゴー、チェリー、スイカ、ハチミツなど
And		
Polyols（ポリオール）	ソルビトール、マンニトール、マルチトール、キシリトール	リンゴ、ナシ、チェリー、モモ、プラム、スイカ、キノコ、カリフラワーなど

Q 95 キウイを毎日2個食べると便秘が改善するというのは本当ですか？

キウイ成分は便秘を改善する

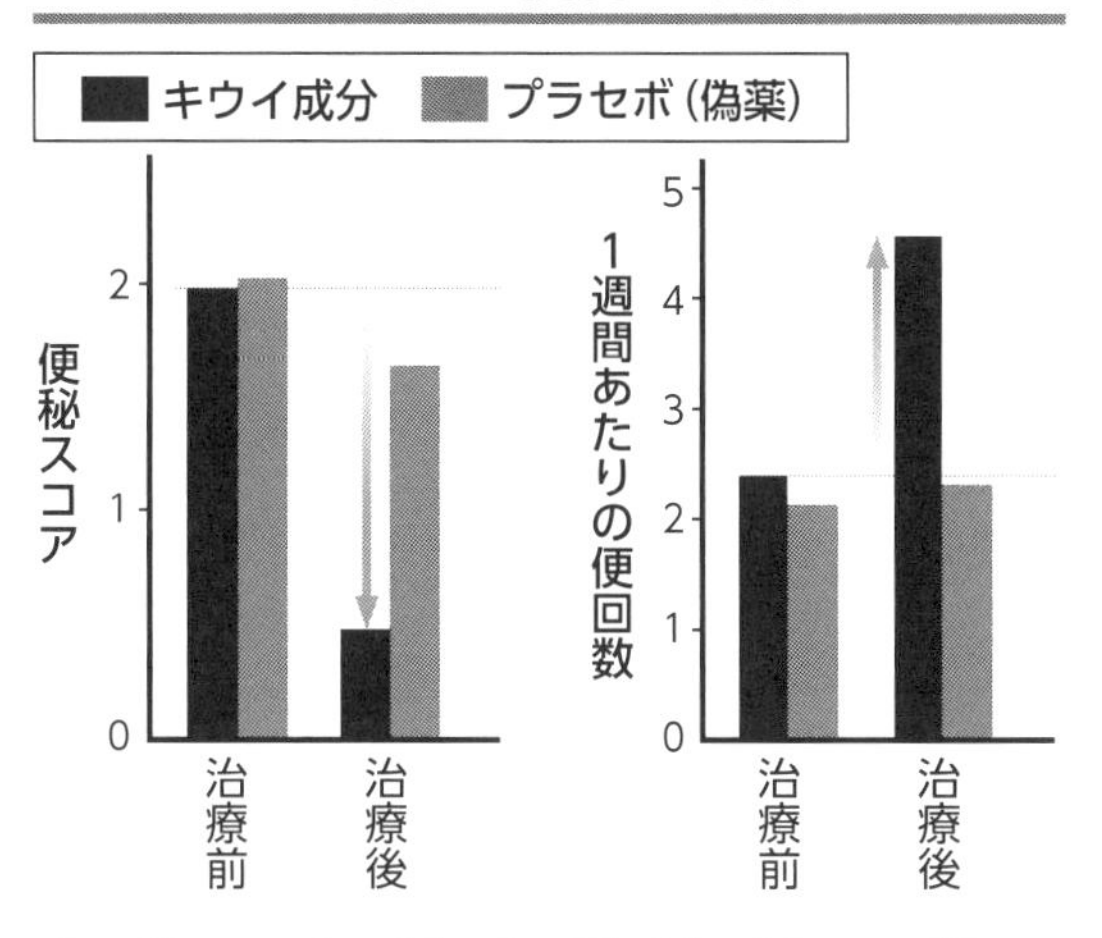

キウイフルーツに、便回数、腹部不快感の改善効果があることが注目されています。

便秘や過敏性腸症候群（ＩＢＳ）の患者さんが、キウイフルーツを毎日2個食べるか、または同等の抽出成分の錠剤を内服すると、便の形状と回数が改善するという複数の報告があります。キウイフルーツに含まれている「アクチニジン」というたんぱく分解酵素が関係しているようです。

なお、アクチニジンが多く含まれているのはグリーンキウイで、甘みの強いゴールデンキウイにはあまり含まれていません。

（三原　弘）

Q 96 オリーブオイルでお通じがよくなるそうですが、どのくらいとればいいですか？

オリーブオイルの摂取量は、1日に大さじ1杯ほどが目安です。

オリーブオイルには、「オレイン酸」が含まれています。このオレイン酸は、消化しにくい性質があるため、胃や小腸を通過して大腸まで届きます。大腸までやってきたオレイン酸は、すぐには排出されにくいという特徴があることから、**腸内の内容物とまざり合って便を軟らかくし、便をコーティングして滑りをよくする効果があります。**

さらに、オリーブオイルは便秘だけでなく、抗酸化作用や動脈硬化の予防、認知症や、がんの予防にも効果があるといわれています。

オリーブオイルは、加熱処理などのされていない、バージンオリーブオイルを選びましょう。そのままとるのが難しければ、ドレッシングとしてサラダにかけたり、パンにつけて食べたり、豆腐にかけたり、みそ汁に入れたりなど工夫してみてください。

また、成熟した亜麻の実から抽出する、アマニオイルもおすすめです。同様の効果がありますが、加熱すると酸化しやすいので常温でとるようにしましょう。（小林弘幸）

Q 97 おなかにガスがたまりやすくなる食べ物はありますか？

便秘がちな人が過剰に食物繊維をとると、ガスがおなかにたまって張り、苦しくなることがあります。この症状は、特に便の量を増やす不溶性植物繊維を多くとった場合に起こりやすくなります（Ｑ１０４を参照）。

また、頻繁におなかが張る人には、大腸内で発酵が促進されてガス産生を起こす、ＦＯＤＭＡＰ（フォドマップ）（Ｑ94を参照）のとりすぎにも注意が必要です。膨満感（ぼうまん）が強いときには、以下の高ＦＯＤＭＡＰ食をできるだけ避け、低ＦＯＤＭＡＰ食を選びましょう。

●高ＦＯＤＭＡＰ食……パスタ、パン（大麦、小麦、ライ麦）、ラーメン、うどん、そうめん、ピザ、お好み焼き、たこ焼き、シリアル（大麦、小麦、オリゴ糖、ハチミツを含むもの）、パンケーキ、パイ、フライドポテト、豆類、サツマイモ、キノコ類など。

●低ＦＯＤＭＡＰ食……米、十割そば、シリアル（米、オーツ麦）、米粉パスタ（グルテンフリー）、オートミール、コーンミール、ビーフン、フォー、タコスなど。

（小林弘幸）

Q98

便秘をスッキリ解消する食べ物はありませんか?

食物繊維やビタミン、ミネラルの豊富なリンゴは、ペクチンと呼ばれる水溶性の食物繊維が多く含まれており、水分のなくなったコロコロ便を軟らかいバナナ便にして、排便を促してくれるなど、便秘解消におすすめのフルーツです。

リンゴは生で食べるのはもちろん、煮たり焼いたりジュースにしたりと、いろいろと活用の利くフルーツです。ここではそれぞれの調理法による、便秘解消に役立つとっておきのリンゴの食べ方を紹介しましょう。

●リンゴヨーグルトジュース

水溶性食物繊維たっぷりのさっぱりしたドリンク。甘いのが好みの人は、ハチミツやオリゴ糖を加えてもかまいません。

[材料] リンゴ、ヨーグルト、キウイ、キャベツ、水

[作り方] リンゴ1個、キウイ1個の皮をむき、芯を除いて一口大に切る。キャベツは2枚をざく切りにする。ミキサーにカットしたリンゴとキウイ、キャベツを入れ、

プレーンヨーグルト100グラム、水100ミリリットルを加え、約20秒間攪拌（かくはん）する。

●オリーブオイルの焼きリンゴ

特製焼きリンゴ。バターの代わりに、お通じをよくする効果のあるオリーブオイルを使うのがポイントです。

【材料】リンゴ、オリーブオイル、ハチミツ

【作り方】リンゴ1個は皮ごと半分に切り、芯をスプーンでくりぬく。その穴にハチミツを入れ、上からオリーブオイル小さじ1をかける。2枚重ねにしたアルミホイルでリンゴを包み、オーブンで約20分間加熱する。

●リンゴのハチミツ煮

柔らかく煮込んだリンゴ。熱々の状態で食べるのはもちろん、冷蔵庫で冷やして、ヨーグルトを添えて食べるのもおすすめです。

【材料】リンゴ、レモン、ハチミツ

【作り方】リンゴ1個は皮をむき、6～8等分のくし形に切る。レモン2分の1個は薄い輪切りにする。鍋にリンゴとレモン、ハチミツ大さじ2を入れ、落としぶたをして弱火にかけ、リンゴに火が通って透きとおるまで、約11分間煮る。甘さを抑えたい人はハチミツの量を調整する。

（小林弘幸）

Q99 寝る前にお酒を飲んでもいいですか？

心を落ち着かせて、ぐっすりと眠るためにお酒を飲む、いわゆる「寝酒」を習慣にしている人もいますが、これはやめたほうがいいでしょう。

アルコールは一種の興奮剤のようなもので、交感神経の活動を優位にし、血管を収縮させます。また、アルコール分解に水分を使うため、血液の濃度が上がり、収縮した血管内をドロドロの血液が通ります。それによって、血管に負担をかけたり、血管を傷つけたりする危険性が高まるのです。

入浴後や就寝前の水分補給自体は、便秘を解消するのに役立つでしょう。ただし、コーヒーや紅茶、緑茶などカフェインが多く含まれる飲み物は、アルコール同様、寝る前には向きません。飲むのなら、やはりミネラルウォーターがいいと思いますが、それ以外でおすすめなのがハーブティーです。ハーブティーはノンカフェイン飲料であり、ストレスを抑え、心身をリラックスさせる効果が期待できます。緊張がほぐれた状態で眠りにつくと、副交感神経の働きが活発になり、腸の蠕動（ぜんどう）運動を高め、翌朝の心地いい排便へと導いてくれるでしょう。

（小林弘幸）

第9章

発酵食品や食物繊維についての疑問７

Q100 ビフィズス菌製剤が効かなくなってきました。何かいい方法はありませんか?

軽症の便秘の人、特に便秘薬を飲みつづけなくてもなんとか便が出る人であれば、「オリゴ糖」を試してみるのもいいでしょう。オリゴ糖とは、単糖が3つ以上連なったもので、いま話題の「プレバイオティクス」です。

プレバイオティクスとは、1995年にイギリスの微生物学者ギブソン教授が提唱した用語で、プロバイオティクス(微生物)の増殖を促す物質を指します。ビフィズス菌など腸内細菌のエサとなることで善玉菌を増やし、腸内環境のバランスを改善する成分をプレバイオティクスというのです。オリゴ糖もその一種として、整腸作用をもたらす効果が認められ、甘味料などさまざまな商品が発売されています。

ただし、オリゴ糖をとることで便通がよくなる人がいるいっぽう、オリゴ糖は腸内細菌のエサになることで発酵を促進させるため、おなかが張るといった違和感を感じる人もいます。このようにオリゴ糖にも一長一短があり、合う人、合わない人の差があることも確かです。一度、試してみて判断するといいでしょう。

(中島　淳)

Q 101 自分のおなかに合うヨーグルトの見つけ方を教えてください。

腸内環境を整えるうえで、重要な働きをしてくれる代表的な食品がヨーグルトです。ヨーグルトに含まれる乳酸菌には、善玉菌を増強する作用に加え、腸の蠕動（ぜんどう）運動を活発化し、スムーズな排便を促す作用があります。それらの作用により、腸内がきれいになることで、腸での栄養吸収力も上がるのです。

現在、乳酸菌を含むヨーグルト製品は約８００種類あるともいわれており、その特徴も効果もさまざまです。もし、ヨーグルトを食べるとおなかが張ってしまう、あるいは便秘が改善されないと感じる場合は、そのヨーグルトの乳酸菌が腸に合っていない可能性があります。自分に合った乳酸菌を見つけるためには、１日２００㌘前後を目安に、１種類のヨーグルトを２週間食べつづけることです。その結果、快便になった、おならが無臭になった、肌荒れが治った、快眠になった、などの変化を感じることができれば、自分に合っていると判断していいでしょう。逆に効果が感じられなければ、別のヨーグルトを同じ期間試してみましょう。

（小林弘幸）

Q102 ヨーグルトの効果的な食べ方はありますか？

まずはヨーグルトを食べる時間帯ですが、基本的にはいつでもかまいません。ただし、腸のためには、副交感神経が優位になり、腸の蠕動（ぜんどう）運動が活発になる夜がいいかもしれません。夜は腸がいい状態になる時間なので、ヨーグルトに含まれる乳酸菌も定着しやすくなります。

次におすすめの食べ方として、ヨーグルトを使った、腸がすっきりときれいになるオリジナルドリンクのレシピをご紹介します。

★腸活ドリンクの作り方

●プレーンヨーグルト 100グラム
●ミネラルウォーターか豆乳 20ミリリットル
●100％濃縮フルーツジュース（アップルかオレンジ）80ミリリットル
●オリゴ糖かハチミツ　大さじ1杯（お好みでレモン汁も）

これらの材料をすべてシェーカーに入れ、完全にまぜ合わせるだけです。なお、おいしく作るコツはヨーグルトと水分を１：１の割合にすることです。

（小林弘幸）

Q103 ヨーグルト以外で便秘に効く発酵食品はありますか？

ヨーグルトが苦手な人や合わない人には、食物繊維が豊富な野菜を発酵させた漬物がいいでしょう。

発酵食品には、善玉菌を増やして腸内環境を整える働きがあります。食物繊維には、腸の蠕動（ぜんどう）運動を活発化させる働きがあるので、野菜の漬け物はその両方を兼ね備えているのです。一説によると、漬物をたくさん食べる習慣のある東北人は便秘になりにくいといわれています。

そのほか、みそ、納豆、キムチ、塩麹（しおこうじ）などを毎日の食事に取り入れてみましょう。中でも特に、ジピコリン酸という物質が悪玉菌をやっつける働きのある納豆や、野菜たっぷりのみそ汁がおすすめです。みそ汁にかんしては、私が考案した「長生きみそ汁」をQ１０６で紹介します。

ただし、これらの食品は塩分も多いため、量には注意しましょう。また、発酵食品であるチーズもカロリーが高いため、食べすぎないようにしてください。（小林弘幸）

Q
104

野菜を食べているのに便秘が治りません。なぜですか？

大腸がある程度動いている軽症の便秘の人には、食物繊維は高い効果を発揮します。食物繊維の摂取目標は、1日に成人男性20グラム以上、成人女性18グラム以上ですが、便秘症の人は摂取量は満たしていても、玄米や全粒粉パン、ゴボウ、ナッツ類など特定の食品に偏っている傾向が見られます。ひと口に「食物繊維」といっても、水に溶けやすい「水溶性」と、水に溶けにくい「不溶性」があり、その働きが違います。野菜を多くとっているのに、便秘が解消されないという人は、不溶性食物繊維を多く含む野菜に偏っている可能性があるのです。

食物繊維は便のカサを増やし、腸内細菌・善玉菌のエサとなり、胆汁酸を大腸まで送り届ける重要な働きをしていますが、このうち、**善玉菌のエサとなるのも、胆汁酸**（たんじゅうさん）**を運ぶのも、実は水溶性の食物繊維**なのです。水溶性食物繊維は、善玉菌に分解されることで大腸を動かすエネルギーを作る手助けもしているほか、便にぬめりをつける働きもあります。

一方、不溶性植物繊維は、便のカサを増やす働きをします。カサが増えれば便は出やすくなるので、水溶性ほどでなくても便秘解消に役立ちます。特に、ダイエットなどで食べる量が減ったことが原因で便秘に陥ってしまった人には効果てきめんです。ただし、とりすぎると便秘が悪化することがあるので注意しましょう。

ちなみに、大腸の機能が落ちている「大腸通過遅延型」など（Ｑ３を参照）の人には、不溶性食物繊維による便秘改善の効果はなく、それどころか逆効果にすらなり得ます。なぜでしょうか。

大腸が動かなくなっていると、内容物が結腸を通過するまでの時間が長くなり、長時間、便が大腸にとどまることになります。便がつまっているところに、新たに食物繊維がやってくれば、便がさらに大きな塊となって腸をつまらせ、ますます腸が動きにくくなるのです。特に、不溶性食物繊維は、善玉菌のエサにもならなければ、胆汁酸を大腸へ運んでくれるわけでもなく、便のカサを増やすだけです。重度の便秘の人には有害となり得るため、とりすぎには注意が必要なのです。

さらに、高齢者は加齢により、大腸の動きが低下しがちです。軽度の便秘症でも、「便秘解消＝食物繊維」とばかりに、サツマイモやキャベツなどの不溶性食物繊維を、意識して多めにとることは避けたほうがいいでしょう。

（中島　淳）

Q 105

食物繊維には不溶性と水溶性があるそうですが、どちらをどれだけとればいいですか？

比較的軽症の便秘の人にとって、便秘改善に役立つのが食物繊維です。

食物繊維には水に溶けない不溶性と水に溶ける水溶性があり、その割合については、**不溶性2：水溶性1が理想といわれています。**不溶性食物繊維は多くの食品に含まれているため、少し意識すればとることはできますが、水溶性食物繊維を十分にとることは難しいようです。上の表を見ながら、リンゴやコンニャクなど、水溶性を意識して食べるようにしましょう。

（小林弘幸）

食物繊維を多く含む食品

分類	特性	食品
不溶性 （水に溶けない）	⇒便のカサを増やす ⇒腸の蠕動を促す	キャベツ、レタス、ホウレンソウ、インゲン豆（ゆで）、切り干し大根、ブロッコリー、タケノコ、エリンギ、大豆など
水溶性 （水に溶ける）	⇒便を軟らかくする ⇒便の滑りをよくする	ワカメ、ヒジキ、コンニャク、エシャレット、ラッキョウ、リンゴ、大麦など
不溶性・水溶性 どちらも多い		ゴボウ、ニンジン、ジャガイモ、アボカド、キウイ、ナメコ、プルーン、納豆など

Q106 便秘と下痢がくり返して困っています。食事で改善できますか？

便秘と下痢をくり返す人は、腸内環境を整えて善玉菌を増やしていく必要があります。そうした改善を食事で試みる場合、「長生きみそ汁」がおすすめです。

「長生きみそ汁」とは、①赤みそ②白みそ③おろしタマネギ④リンゴ酢の４つの素材を組み合わせて冷凍した「**長生きみそ玉**」（次㌻の図を参照）を、湯で溶かして飲むみそ汁で、自律神経のバランスを整えるとともに、腸をきれいにする効果が期待できます。

特に素材の一つである白みそには、善玉菌の代表である乳酸菌が多く含まれており、スプーン１杯でヨーグルト１００㌘分と同じ量の乳酸菌が得られるといわれています。さらに、リンゴ酢に含まれるグルコン酸、タマネギに含まれるオリゴ糖は、それぞれ善玉菌が大好きなエサになるため、腸内で乳酸菌が増殖することで、腸の動きも血流もよくなって、蠕動運動が活発になるのです。

毎日１杯の長生きみそ汁を習慣にすることで、腸内環境を整えて、便秘を改善していきましょう。

（小林弘幸）

腸内環境を整える「長生きみそ玉」の作り方

材料
（「長生きみそ玉」10 個分／みそ汁 10 杯分）

赤みそ	…… 80グラム	タマネギ	…… 150グラム
白みそ	…… 80グラム	リンゴ酢	…… 大さじ 1

① ボウルなどにタマネギをすりおろす。

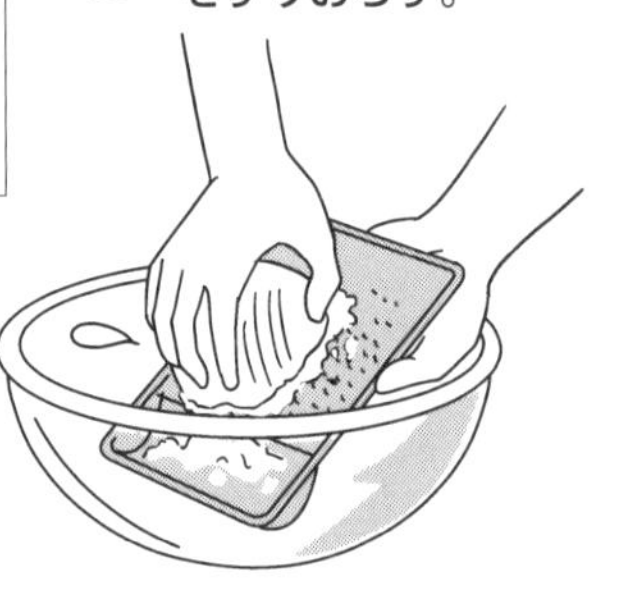

② ①に赤みそ、白みそ、リンゴ酢を加え、泡だて器でまぜ合わせる。

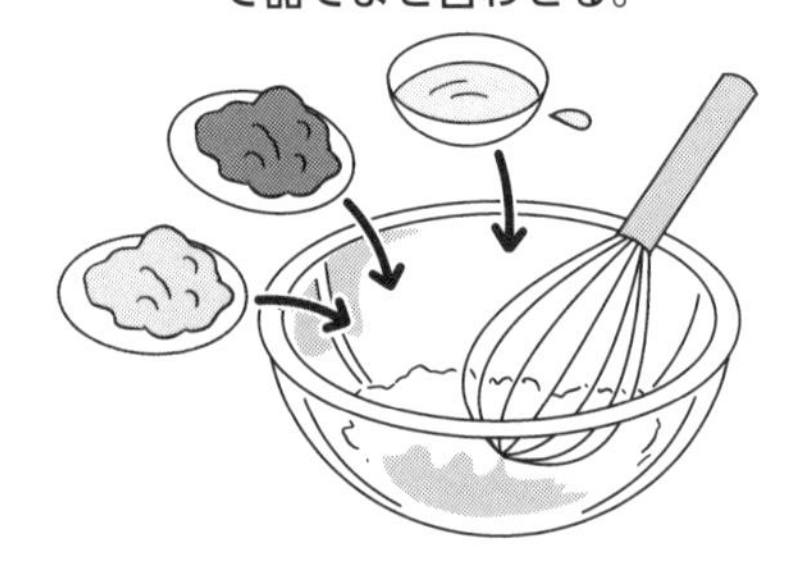

③ 10 等分するように、スプーンで製氷器に分け入れる。

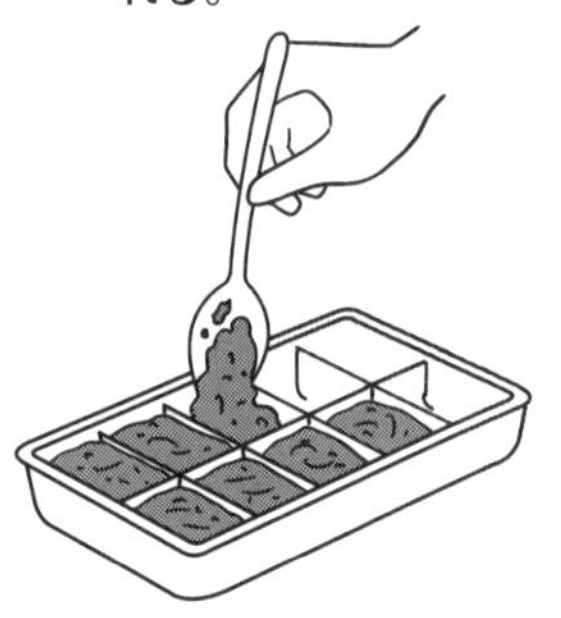

④ 冷凍庫で 2 ～ 3 時間凍らせる。

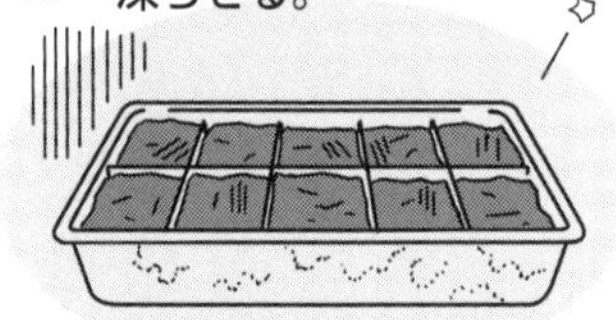

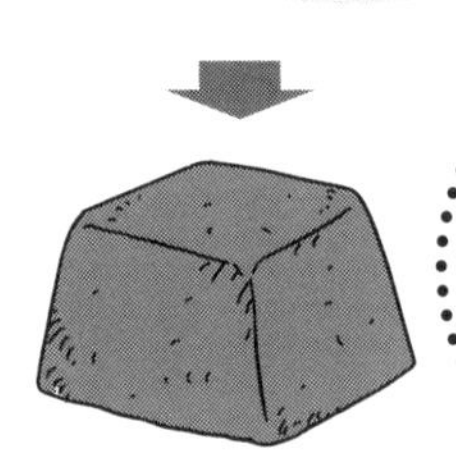

完成！
みそ汁を作る場合は、みそ玉1個に対して湯150ミリリットルを注ぐ

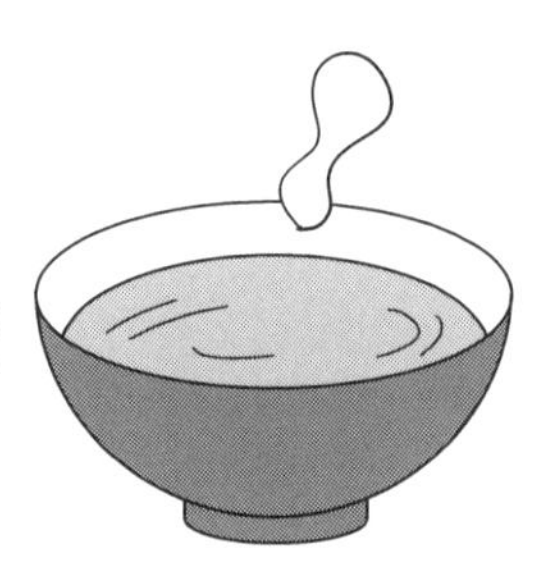

第10章

快便習慣を身につけるための
セルフケアの疑問18

Q107 朝 起床時に水分をとると便通がよくなるそうですが、何を飲めばいい？

「牛乳」がおすすめです。朝、コップ1杯の牛乳を飲むことで腸が目覚めてくれます。**牛乳は便秘に非常によく効きます。**牛乳に含まれる「乳糖」は消化しにくい性質があるため、小腸を通過して大腸まで到達します。大腸に入った乳糖は、腸内細菌の善玉菌・ビフィズス菌の力を借りて「有機酸」に変換されます。この有機酸がエネルギー源となって、大腸の働きを高めてくれるのです。また、乳糖には腸内の浸透性を高めて周囲から水分を取り込み、便を軟らかくする働きもあります。

ふつうなら起床後30分ほどで動き出す腸が、便秘の人はそれ以上の時間がかかってしまいます。そこで、**起床時にコップ1杯の牛乳を飲むことを習慣にして、少しでも早く腸を目覚めさせておくといいでしょう。**

日本人の約10%ほどに見られる、牛乳を飲むと下痢（げり）をしてしまう「乳糖不耐症」の人は、無理して飲まないほうがいいです。チーズ、ヨーグルト、バターなどの乳製品にも、便秘の改善に同様の効果があるので積極的にとるといいでしょう。

（中島　淳）

Q108 朝 水分は1日にどのくらいとればいいですか？

1日2リットルが目安です。「多いなあ……」と感じるかもしれませんね。

小腸から大腸に入ってくる1日の水分は、消化液が約7リットル、飲食分が約2リットルの合計約9リットルです。そのうち、便とともに排出される水分はわずか200ミリリットル、コップ1杯ほどです。口から摂取する水分が不足すると、便となる水分も減り200ミリリットルを切ってしまう可能性があります。そうなると、**便の水分が足りないため、硬くなって出にくくなってしまうのです**。そこで最低でも、飲食分の2リットルを確保するために、**1日2リットルの水分を補っておけば安心**というわけです。水でなくても、コーヒーや緑茶、紅茶などでもかまいません。

中でも、高齢者は、のどの渇きを感じ取る「渇中枢」の機能が低下しているので、体が欲するときに水分をとるだけでは、快便に必要な水分の確保は難しいといえます。少しずつ何回にも分けて目標の2リットルを摂取するよう心がけてください。便秘の予防や改善につながると同時に、夏の熱中症予防にも効果的です。ただし、心臓病、高血圧、腎臓病などの疾患がある人は、水分のとりすぎには注意が必要です。

（中島　淳）

Q 109 朝 腸が整い快便になる朝の過ごし方を教えてください。

まずは朝起きたら、カーテンをあけて朝日を浴びましょう。外の光を浴びることで、体内時計と実際の時間とのズレがリセットされ、自律神経を交感神経優位の活動モードに切り替えてくれます。そして、深呼吸をして、コップ一杯の水分をとりましょう。

次に大切なのが、副交感神経の活動がピークになる午前0時からの「腸のゴールデンタイム」までに就寝するために、夜型生活をやめて、これまでよりも30分早く起きることです。30分早く起きるだけで、心に余裕が生まれ、自律神経が整い、お通じもよくなります。また、トイレの時間もゆっくり確保できるのでおすすめです。

ただし、朝型生活を始めるために睡眠時間を削ってしまっては元も子もありません。やはり平均的に6~7時間の睡眠時間は必要なので、午前0時には就寝していることを含めて、就寝時間を逆算して決めておきましょう。

さらに、あらかじめ朝にすべきことを決めておくことも大切です。焦らずにゆったりと過ごせるよう、前日の寝る前に翌朝することを確認しておきましょう。

（小林弘幸）

Q110 トイレ 食後すぐトイレに行く習慣が大切だそうですが、便意がなくても行くべきですか？

便意がほとんど感じられないという人は、1日に1回、できれば朝食後に便意があってもなくてもとりあえずトイレに行っていきんでみましょう。

食事をとって胃に食べ物が入ると、その刺激によって大腸の大蠕動（ぜんどう）が促されます（胃結腸反射）。大蠕動によって大腸は結腸でこねて作った便を直腸へと送り出します。ところが、せっかく直腸に便が送られて排便の準備が整っても、便意がなければトイレへ行かず、排便のチャンスを逃してしまうことになります。

そこで、**食後は便意があってもなくても必ずトイレに行って、とりあえずいきんでみることを習慣にしてみてください。**毎日続けているうちに、失われた便意が少しずつよみがえってくる可能性は十分にあります。ただし、「絶対に出さなければ」とストレスをかけず、「出せたらラッキー」ぐらいのらくな気持ちでいることが大切です。

また、がんばりすぎるとお尻（しり）に負担がかかってしまうので、痛みがあるときは無理にいきまず、時間は3分間ほどを目安にしてください。

（中島　淳）

Q
111

トイレ 朝トイレに行く時間が取れません。何かいい方法はありませんか？

便意を少しでも感じたら、何をさしおいてもトイレへ行くことが大切です。特に、朝食後は、1日の中で最も自然な排便が起きやすいタイミングです。朝食をしっかりとって、トイレに行って出す習慣を身につけるのが理想的です。

とはいえ、忙しい現代人は朝にゆっくりトイレに座っている時間がない、という人も少なくありません。特に、便秘の人は、排便に5分、10分、それ以上かかるかもしれないと思うと、忙しい朝はトイレに行く気が起きないのも無理のないことでしょう。ですが、朝の便意をとりあえず我慢して外出し、排便のタイミングを逃したまま1日が過ぎてしまうということが起きかねませんし、こうして毎日便意を我慢しているうちに、便意を徐々に失っていき、そのうちすっかり便意を喪失して便秘が重症化していってしまうのです。

便秘の人は特に、焦ってトイレに行っても便は出ませんから、時間にせかされることなく、リラックスしてトイレに座っていられる環境を作ることが必要です。では、どうしたらいいのでしょうか。

「計画排便」という方法があります。

それは、毎日の排便時間を決めて、その時間に出るように便秘薬を飲む方法。まず、休日など、いつでもトイレに行ける状況が作れる日に便秘薬を飲み、排便に至るまでの時間（効果発現時間）を計測します。その時間を排便したい時間から逆算して、便秘薬を飲みます。例えば、効果発現時間が8時間で、夜の9時に排便したいなら、午後1時ごろに便秘薬を飲んでください。どのようなライフスタイルの人でも、1日のうちに落ち着いてトイレに行ける時間はあるはずです。朝トイレに行けないのなら、計画排便によってお通じのほうをライフスタイルに合わせるということです。

本来なら朝トイレへ行って、自力で出すほうがいいに決まっていますが、**お通じがないよりも、便秘薬の力を借りてでも「計画排便」で出せたほうがいいでしょう。**

ただし、計画排便に用いる便秘薬の種類や量は、症状によって人それぞれ異なるので、**計画排便をしたいなら専門医に相談する**ことをおすすめします。

家にいることの多い高齢者の中にも、同居の家族に遠慮して朝はトイレに行けないという人がいます。そのような場合は、食事のタイミングを少しずらして、家族が出かけてからゆっくりと朝食をとって、トイレに行くという方法もあります。（中島　淳）

Q112

トイレ 排便するときはどんな姿勢がいいですか？

便秘の人の中には、「恥骨直腸筋（ちこつちょくちょうきん）」がゆるみにくいことが原因で、便を出せない人も少なからずいます。恥骨直腸筋は恥骨の内側から始まり、直腸の背後をループ状に囲んで恥骨に戻ってくる筋肉で、ふだんは収縮して直腸を引っぱり、「肛門括約筋（こうもんかつやくきん）」と協力して肛門を閉じた状態に保っています。トイレに行っていきんで腹筋を収縮させ腹圧を上げることで、恥骨直腸筋もゆるんできて、くの字に曲がっていた直腸がまっすぐ下に伸び、同時に、肛門括約筋もゆるめられて肛門が開き、便が出てくるのです。

便秘の人は、**排便時のポーズを「前傾35度」に変えてみてください。**ロダンの「考える人」の姿勢です。この前傾姿勢をとることによって、**「くの字」だった直腸がまっすぐに近くなるため、便が出しやすくなります。**また、この姿勢は太ももでおなかを圧迫するので、**腹圧がよりかかりやすくなり、便を出しやすくしてくれます。**

前傾35度は、和式トイレでしゃがんだときの姿勢に近い角度です。つまり排便には、和式トイレの姿勢が適しているのですが、洋式トイレの場合は、足台を利用するのもいいでしょう。台の高さは、風呂用のイスの高さ（25～30チセン前後）が目安です。（中島　淳）

排便時のポーズと便の出やすさの関係

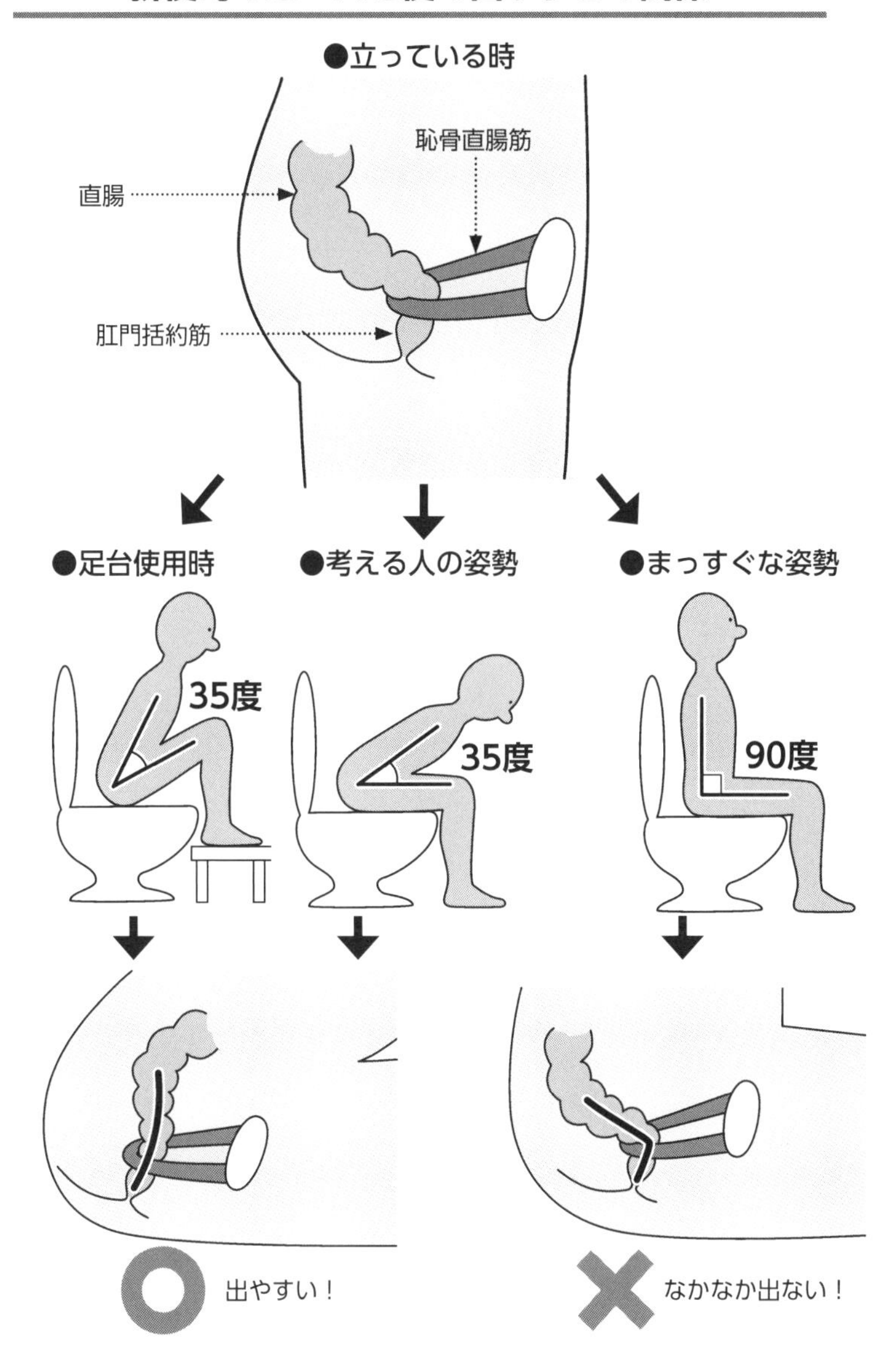

Q113

トイレ 便を指でかき出すのはよくないと聞きました。なぜですか？

自分の指を使って便をかき出すことを「摘便（てきべん）」といいます。

便秘のせいで直腸が便でいっぱいにつまってくると、大変不快なものです。おなかは張るし、強い便意があるのにいくらいきんでも出ない。そんなとき、思わず指を入れたら便がかき出せた――。こんな経験から、摘便がクセになってしまう人が少なからずいます。確かに、肛門（こうもん）のすぐ先に位置する直腸につまった便は、ある程度は指でかき出すことができます。特に女性の便秘に多く見られる、コロコロの硬い便（ブリストル1、Q43を参照）は、摘便で簡単に出せます。しかし、**摘便をくり返すうちに、肛門の締まりが悪くなって、便を我慢できず「便失禁」になる人もいるのです。**

肛門は極めて鋭敏な器官で、気体・個体・液体を峻別（しゅんべつ）することができます。ところが、摘便によって肛門を傷つけてしまうと、そのセンサーがうまく働かずに、個体（便）が下りてきているのに、気体（おなら）だと勘違いして腹圧をかけてしまうということが起こりえるのです。摘便は危険な行為であることを忘れないでください。（中島　淳）

Q 114 トイレ 温水洗浄便座で肛門を刺激する排便法は問題がありますか？

温水洗浄便座のシャワーの勢いで肛門を刺激して排便を促す人がいますが、これは依存性が高いという点で問題があります。

どうしても出ないときに、放っておいて便秘を悪化させるより、温水洗浄の力を借りて出したほうがいいというケースもありますが、それに依存してしまうと直腸や肛門の排便センサーが鈍くなり、やがて温水洗浄で肛門を刺激しないと排便できないという状態になってしまいます。これは非常にやっかいな状態です。旅先などのトイレに温水洗浄機能がついていなかった場合は大変ですよね。

温水洗浄便座は排便後の肛門を清潔に保ち、痔などの病気の予防にもなりますが、そもそも便秘を解消するためのものではありません。最初のうちは温水洗浄機能を併用しても、本書で紹介したような食事や運動、生活習慣の改善を実行することで少しずつ腸内環境や自律神経を整えていき、最終的には温水洗浄の力に頼ることなく自然に排便できる腸にしましょう。

（小林弘幸）

Q115 トイレ 自宅以外のトイレで用を足せません。どうしたらいいですか？

近年、潔癖(けっぺき)とは関係なく、駅やデパート、公園などの公共施設はもちろん、学校や会社などのトイレが利用できず、自宅以外の場所では用が足せないという人が増えているようです。

便意はいつも自宅でやってきてくれるわけではありません。こうした悩みを日ごろから抱えている人たちは、外出先でせっかくの便意が訪れても、我慢することを選んでしまいます。これをくり返しているうちに、便意を伝える働きが衰えて、しだいに便意を感じなくなり、便秘症状が進行してしまいます。

便秘改善の大きなポイントは、できるだけ便意を我慢しないことです。**自宅でしか用を足すことができないと悩んでいる人は、発想を変えて、自宅にいる時間にトイレタイムがやってくるように生活リズムを調整していきましょう。**そのためには「腸のゴールデンタイム」（Q109を参照）に合わせて就寝し、今までよりも30分早く起きることで、腸内環境を整え、ゆったりとしたトイレの時間を確保しましょう。

（小林弘幸）

Q116 日常生活 便秘が改善する呼吸法はありませんか？

仕事などでストレスがたまりイライラが募ると、交感神経のレベルが急激に上がってしまいます。しかも一度上がってしまうと3時間くらいはその状態が継続します。そんなときに交感神経の働きを弱め、副交感神経を優位にするためのスイッチとなるのが「呼吸」です。ここでは実際に、便秘外来で患者さんに実行してもらっている「ワンツー呼吸」という方法を紹介しましょう（次ページの図を参照）。

最初のうちは1分から始め、慣れてきたら3分を目安に行いましょう。息を吸う長さの倍の長さで息を吐き出す「1：2の呼吸法」を心がけるだけの簡単な方法ですが、かなりの確率で便秘が改善されることが実証されています。

ネガティブな感情を抱えたり、仕事に集中しすぎたりして、思わず息を止めていたり、呼吸が浅くなったりしていることに気がついたら、一度休憩を取って、すぐにこの「ワンツー呼吸」を試してみてください。気持ちが落ち着くだけでなく、全身の血流がよくなるため体も温かくなっていきます。

（小林弘幸）

便秘が改善するワンツー呼吸

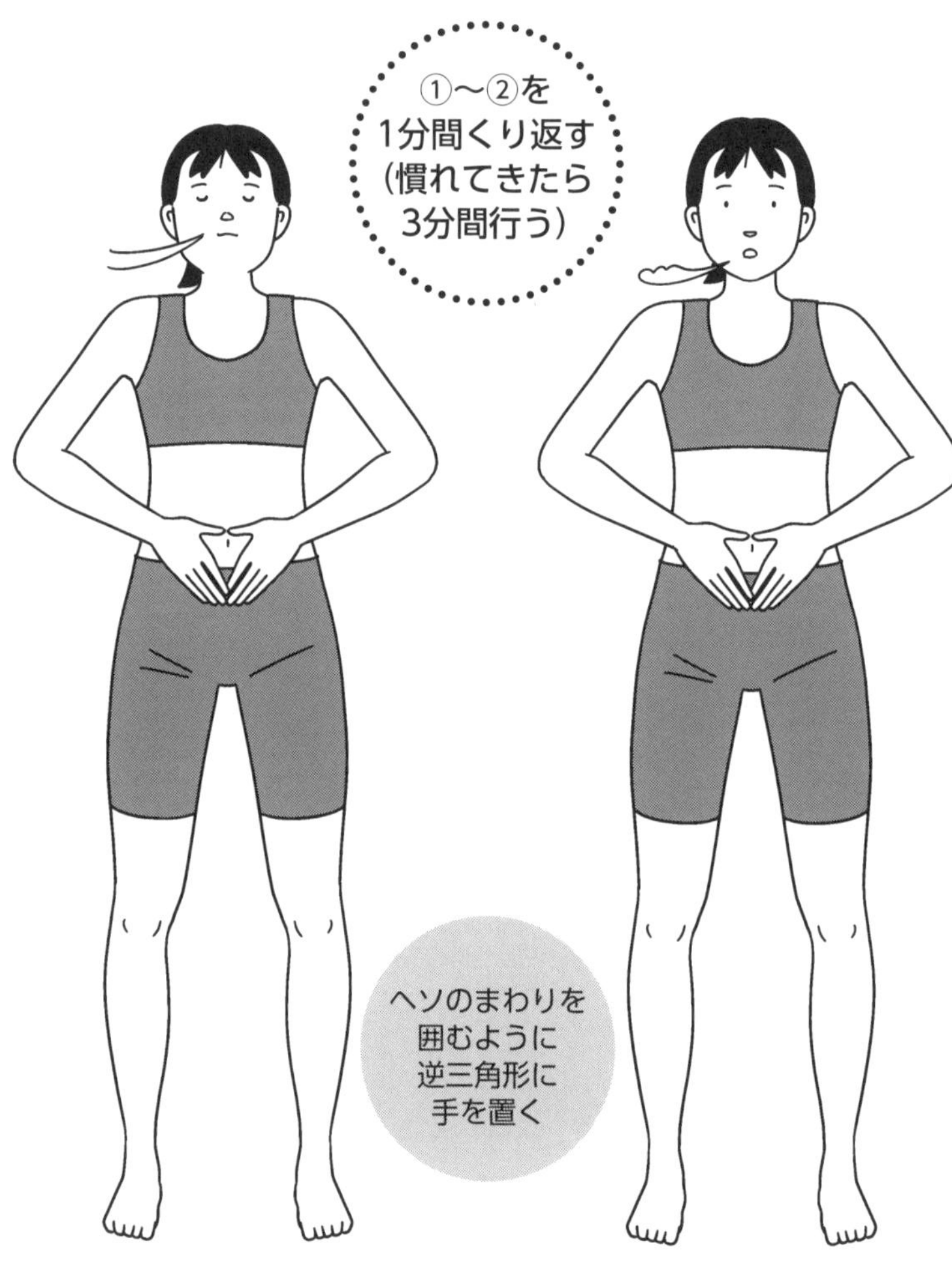

① 足を肩幅に開いた状態で立ち、おなかに手を置きながら４秒かけて鼻から息を吸う。

② おなかを凹ませながら８秒かけて口からゆっくりと息を吐く。

Q117 日常生活 排便を促してくれる香りはありますか？

好きな香りに包まれるとリラックスできる、ストレスなくリラックスすることで副交感神経が優位に働き、その結果、便通がよくなるということはあると考えられます。ローズやラベンダーの香りをかぐと「α波（アルファ）」という脳波が出て、リラックスできるというデータもありますが、「好きな香り」であることが重要なのでしょう。

直接体につけるフレグランスでもいいですし、お好きなデザインのルームディフューザーをリビングやトイレに置いてみたり、寝る前のリラックスタイムに室内の強い光を抑え、アロマキャンドルで香りを楽しんだりするのもいいかもしれません。日本人が古くから愛用してきたお香にも、リラックス効果があるといわれています。

脳と腸は互いに、密接に影響し合っています。強いストレスによっておなかが痛くなったり、便秘や下痢（げり）を起こしたりするのはそのためです。その反対に、脳が心地いい状態にあれば腸の動きもよくなり、快便にもつながります。直接的に排便を促すのではなく、香りの力で脳をリラックスさせて副交感神経の働きを高め、腸内の蠕動（ぜんどう）運動を促進させ、その結果として翌朝の快便が可能になるのです。

（小林弘幸）

Q118 日常生活 おならを我慢すると便秘になりやすいですか？

大腸は、水分を吸収しながら伸縮して便をこねて、出しやすい形状にしています。このときに発生するガスが「おなら」です。ガスは発生するたびに肛門(こうもん)へ送り込まれますが、おならを我慢すると、ガスは肛門にたまり、出口がふさがれた状態となって圧力が高まります。圧力が高まると、次々に発生するガスを肛門に送れなくなり、行き場を失ったガスは腸にたまりつづけ、おなかがパンパンに張ってきます。**腸にガスがたまってしまうと、大腸の便をこねる運動も大蠕動(ぜんどう)も不完全なものとなり、その結果、便が出にくくなってしまう**のです。**「おならは我慢せず、出したくなったら出す」ことは、便秘の予防や改善に不可欠**だといえます。また、おならは我慢している時間が長くなるほど、1回に出すガスの量が多くなり、においのもとである硫化水素やインドールなどの量が増えてくさくなります。加えて、肛門を通るときの圧力が高まることで、おならの音も大きくなるのです。さらに、腸は空気で押されると痛むので、腹痛の原因にもなります。おならを我慢していいことは一つもないのです。（中島　淳）

Q 119

日常生活 おなかのガスを抜きやすくする姿勢はありませんか？

おなか全体を軽く5分ほどタッピング（Q81を参照）した後、「考える人」のポーズをするとガスが抜けやすくなります。左足の上に右足を組み、左手を軽く曲げてひじを右ひざにつけます。その姿勢で5回深呼吸をします。今度は逆のほうを同じように行います。テレビを見ながら、仕事をしながら、左右3～5回くり返します。腸が動き出し、ガスも移動するため、ガス抜きがしやすくなります。深呼吸は、可能なら4秒で吸って8秒で吐くようにしましょう。腹式呼吸ができると、さらに効果がアップします。（小林暁子）

考える人のポーズでガス抜き

足を組み、上に乗せた足と反対側のひじをひざにつける。5回深呼吸する。
反対側も同様に行う。

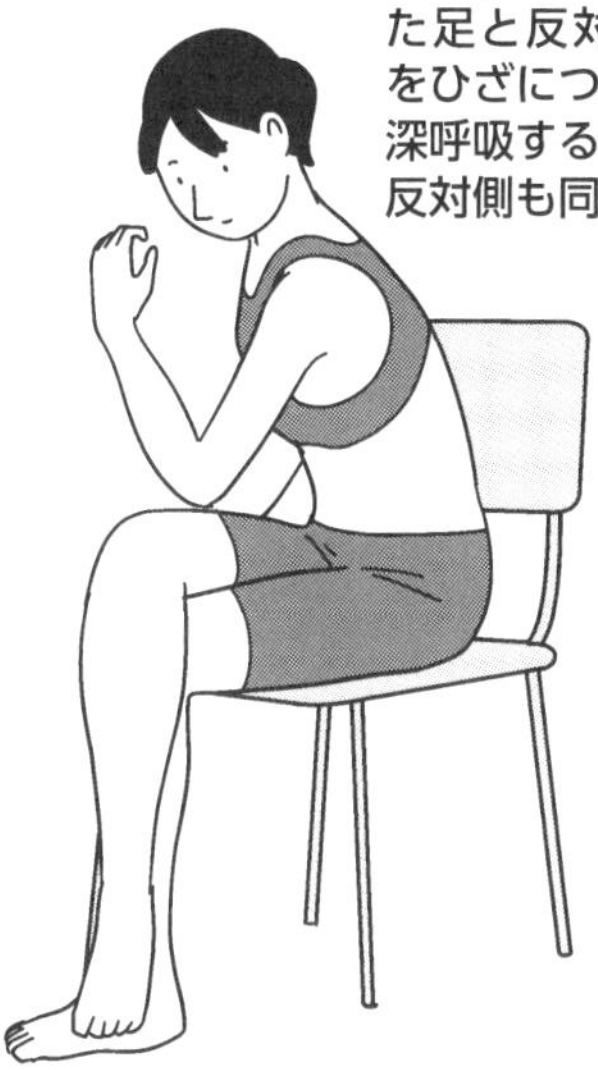

Q120

日常生活 仕事が忙しくなると便秘が悪化します。いい対処法はありますか？

仕事が忙しくなってくると、連日緊張する場面が増え、ストレスもたまり、交感神経の活動が高まっていきます。家に帰っても気が休まらず、交感神経から副交感神経にうまく切り替えられない状態が続き、それによって腸の蠕動（ぜんどう）運動が低下し、便秘の危険性も高まるという悪循環を起こしてしまいます。

そうならないための対処法として、明日から「副交感神経の働きを強める5ヵ条」（上の表を参照）を実践しましょう。しだいに自律神経のバランスが整い、自然と便秘も解消されていくでしょう。

（小林弘幸）

副交感神経の働きを強める5ヵ条

1	朝は30分早起きして朝食を食べる
2	昼食はよくかんで食べる
3	仕事中はときどきゆっくり深呼吸をする
4	シャワーではなくバスタブにつかって入浴する
5	寝る直前にスマホを見るのをやめる

Q121 日常生活 胃腸の働きがよくなり快便になる音楽はありますか？

心が安らぐ癒しの時間を持つことは、副交感神経の働きを高めるために役立ちます。好きな音楽を聴くことで気分がくつろぎ、ストレスが軽減されることもあるでしょう。

「ヒーリング（癒し）効果があるとされる「ヒーリングサウンド」「ヒーリングミュージック」などと題された、さまざまなCDやDVDが販売されています。その多くは、**ゆったりと気分が落ち着いた状態のときに出る脳波の波形「α波」が出る音、あるいは音楽だといいます。**サウンドには、川のせせらぎ、さざ波、木々の葉擦れ、小鳥のさえずりなどがあり、ミュージックの代表格はモーツァルトをはじめとするクラシック音楽とされていますが、何を聴けばリラックスできるのかは個人によって異なりますので、いろいろと試してみてください。もちろん、何かの音が聞こえているとよく眠れないという人もたくさんいると思います。

香りの話（Q117を参照）と同じように、音楽を聴いて心を落ち着かせ、副交感神経の働きを促進させることが重要なのです。

（小林弘幸）

Q122 日常生活 おなかを温めると便秘にいいそうですが、やり方を教えてください。

おなかが冷えると、当然ながらその内側にある腸も冷えます。腸が冷えれば、腸の血流が悪化し、蠕動（ぜんどう）運動も正常に行われなくなり、消化機能が低下。便秘をより悪化させてしまいます。

また、大腸内の善玉菌と悪玉菌と日和見（ひよりみ）菌から成る「腸内フローラ」にも悪い影響が及び、善玉菌が減少して悪玉菌が優位な状態になってしまいます。腸内フローラのバランスが崩れれば、便秘を改善することもできません。

さらに、おなかが冷えることで一種のストレスが加わり、それによって腸の働きをコントロールする自律神経に乱れが生じる原因にもなるのです。

このように便秘解消には、おなかを温めることが肝心になります。特に気温が低下していく冬は注意が必要。自分のおなかが冷えているかどうかを判断するには、ヘソの上側と下側にそれぞれ手のひらを当てて、ヘソの上側よりも下側が冷たく感じられるかを調べてみましょう。冷たいと感じたら、おなかが冷えていると考えていいでしょう。

腸内フローラが回復するおなかカイロ

おなかを温める方法としては、「おなかカイロ」がおすすめです。服の上から貼（は）れるタイプのカイロをヘソの下側あたりにつけるという簡単なものですが、場所を問わずに温めつづけられます。なお、低温ヤケドを防ぐために、3～4時間くらいではがしましょう。

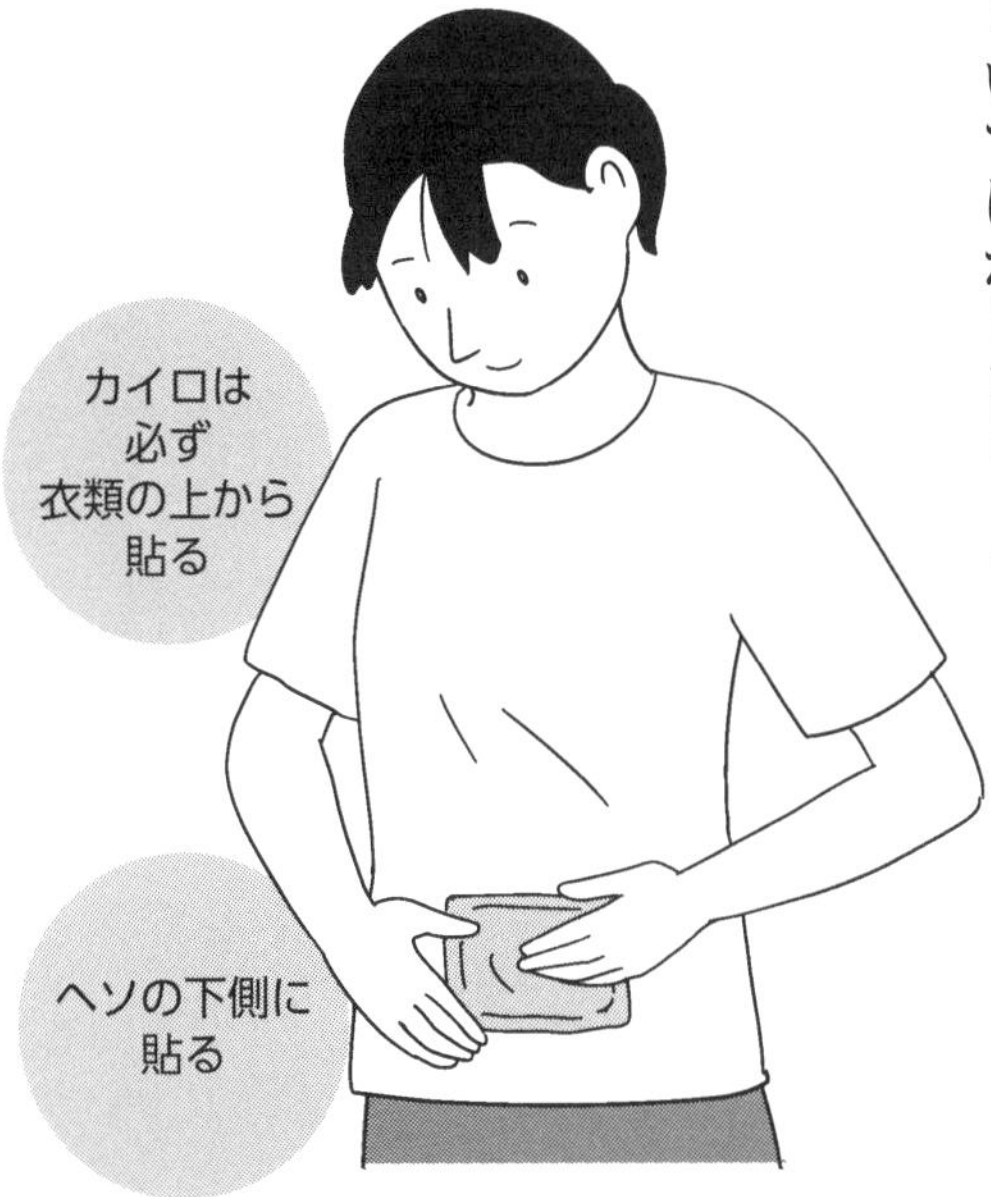

「おなかカイロ」によって腸の血流が上がり、腸内フローラの回復も促され、便秘改善につながります。

　また、入浴時に38～40℃のぬるめのお湯で15分程度の半身浴を行い、おなかを芯から温めるのも効果的です。腰や足先を冷やさないように靴下を履いたり、シャツをズボンの中に入れたりすることも、おなかの冷え対策になります。

（小林弘幸）

Q123 夜 徹夜をすると便秘が悪化するのはなぜですか？

体の機能を調整している自律神経が、大きく影響するためです。仕事中や勉強中など、私たちが活発に活動している時間帯は交感神経が優位に働いているのですが、腸は、副交感神経が優位なときに活発に動きます。睡眠中は、副交感神経が最も優位に働く時間帯です。私たちが眠っている間に大腸は働きつづけ、結腸のあちらこちらで水分を吸収しながら便をこねつづけ、でき上がった便の一部をS状結腸に運びます。ふだんは縮んでいるS状結腸は、便が入ってくると伸びて便をたくわえ、翌朝の大蠕動（ぜんどう）に備えるのです。ところが、徹夜や寝不足で副交感神経が優位になる時間が短くなると、便をこねる時間も短くなってS状結腸へ送られる便も減ります。その結果、「材料不足」で朝の大蠕動を迎えることになり、お通じも悪くなってしまうのです。

さらに、徹夜や睡眠不足だと前日の疲れが残り、全身の機能が微妙に低下していいます。大腸も例外ではありません。大腸の動きが低下すると、大蠕動の力が弱くなり、結腸の便を直腸まで十分に送り込めなくなってしまうのです。

（中島　淳）

Q124 夜 便秘になりにくい睡眠のコツを教えてください。

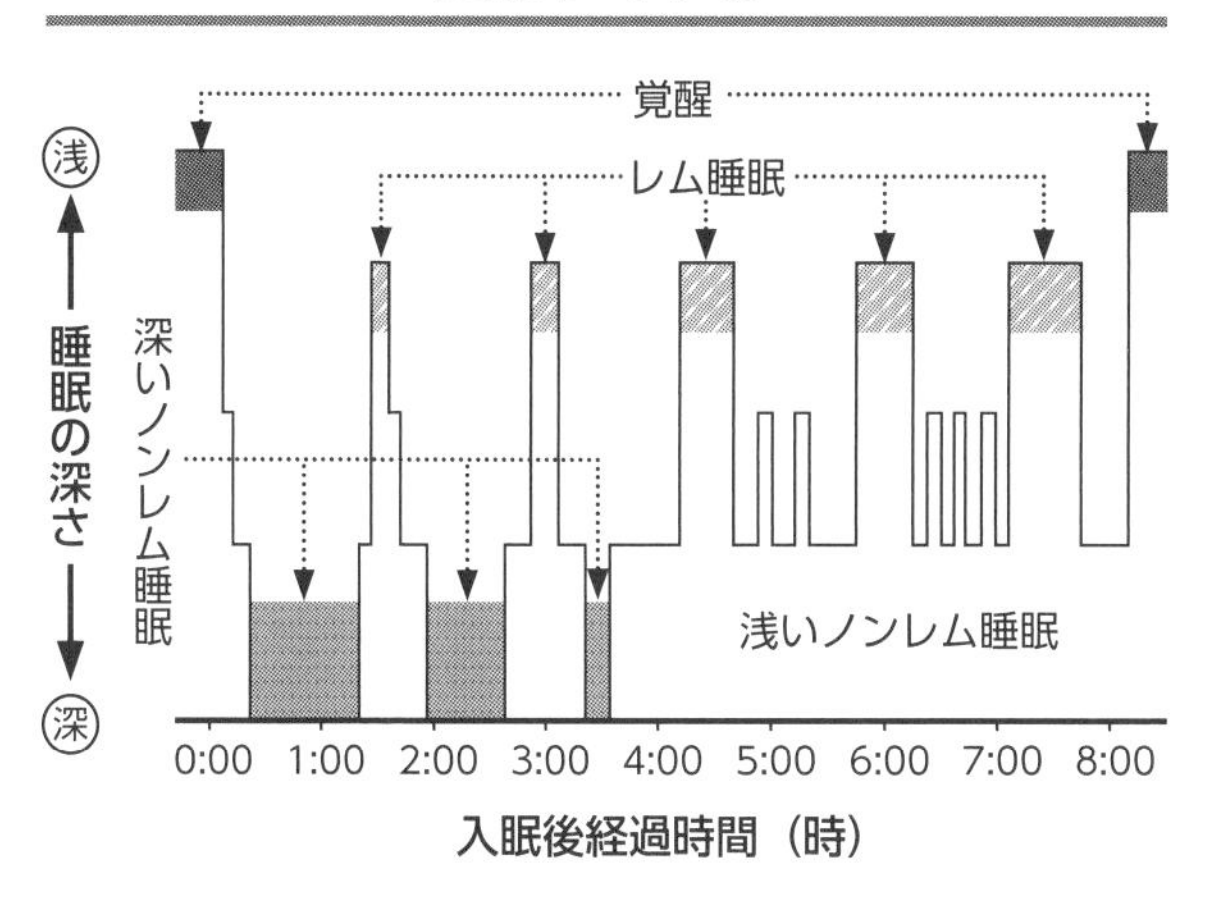

※厚生労働省『夜間睡眠パターン』より改変

睡眠の質を上げ、便秘になりにくい腸を作るためには、1.5の倍数で寝るのがよいとされています。

睡眠には「レム睡眠」と呼ばれる浅い眠りと、「ノンレム睡眠」と呼ばれる深い眠りの時間帯があり、平均的には約1・5時間の周期でくり返されています（上図を参照）。このリズムを乱さないことが、質の高い睡眠とすっきりした目覚めにつながり、自律神経のバランスも整います。

また、「腸のゴールデンタイム」（Q109を参照）である午前0時までに就寝することも大切なポイントです。

（小林弘幸）

慢性便秘・ガス腹・過敏性腸症候群
便秘外来と腸の名医が教える
最高の治し方大全

2021年6月8日　第1刷発行

編 集 人　上野陽之介
シリーズ統括　石井弘行　飯塚晃敏
編　　集　わかさ出版
編集協力　田中元樹　山本亜作子（MaK Office）
装　　丁　下村成子
本文デザイン　熊坂 弘（MaK Office）
イラスト　前田達彦
発 行 人　山本周嗣
発 行 所　株式会社文響社
〒105-0001　東京都港区虎ノ門2丁目2-5
共同通信会館9階
ホームページ　https://bunkyosha.com
お問い合わせ　info@bunkyosha.com
印刷・製本　中央精版印刷株式会社

ISBN 978-4-86651-382-9

本書は専門家の監修のもと安全性に配慮して編集していますが、本書の内容を実践して万が一体調が悪化する場合は、すぐに中止して医師にご相談ください。また、疾患の状態には個人差があり、本書の内容がすべての人に当てはまるわけではないことをご承知おきのうえご覧ください。